U0123377

王牌健身教練在你家

飲食篇

前言

想試著藉由RIZAP式生活

雖然知道那衝擊性的電視廣告，但不太了解實情——。這大概就是RIZAP在人們心中的印象。畢竟「完全單間制的隱私健身房」、「承諾你的成果」這些文案聽起來總有點怪怪的。

不過，該怎麼做，才能讓自己瘦下來呢？誰都想在百般挫折的減重過程中成功，獲得理想身材。但是，激烈的運動和「什麼都不能吃」的飲食控制，是辦不到的。

在家裡體驗RIZAP式生活

「在家裡也能辦到的RIZAP」——。

本書正是為了這樣的你而出版的。雖然對RIZAP有興趣，但要實際上門，還是有點難度……。**於是我們將RIZAP的減重方法分為「飲食篇」與「運動篇」再現成書**。讓你在自家也能實際感受到身體如何在RIZAP式生活下產生變化。

RIZAP以科學為基礎，開發出獨特的健身課程，提供讓會員能確實獲得「理想身體」的服務。主軸正是「飲食」、「運動」和「心理」。

一天確實吃三餐也能瘦！

本書將徹底解說**「飲食」**的部分。

基本上，**就是在一日三餐中，不過度地控制醣類，而且都要吃飽**。

通過錄取率3・2%這道窄門的專屬教練、諮詢師，以及專業營養師、醫師、護理師團隊，將在減重過程中全程陪伴你的身心。

讓自己和身體都徹底改變嗎？

獲得不易胖的體質

RIZAP的主題是**「獲得人生中最棒的身體和自信」**。我們將與你兩人三腳，共同達成這個目標。

我們也會持續支援你在人生中的身體改造計畫。

首先就請在自家嘗試看看。拿起此書的你，我們對你「承諾成果」。

［關於本書的標註］

■書中標示的1大匙為15ml，1小匙為5ml，1杯為200ml。

■微波爐的加熱時間以600W為基準。使用500W請將加熱時間乘以1.2倍，700W則乘0.8倍。適當時間可能因機種而異。

■所有食譜的營養成分標示皆為1人份。

PART I

基礎篇

RIZAP的低醣飲食法

醣類OFF還要吃得飽
這種飲食方法正是RIZAP流。
獲得「漂亮瘦下來了！」評價的規則是？

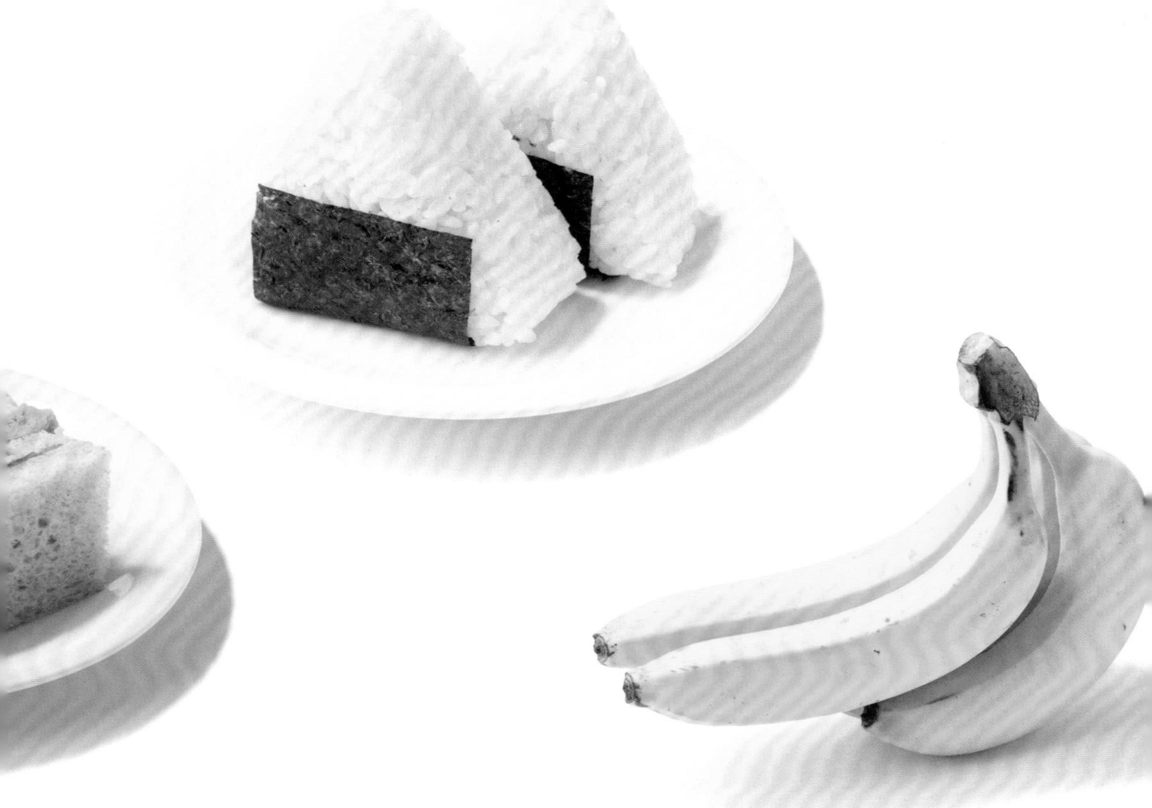

低醣飲食為什麼能瘦？
請跟著我們學習背後的機制
和帶來成果的基本規則！

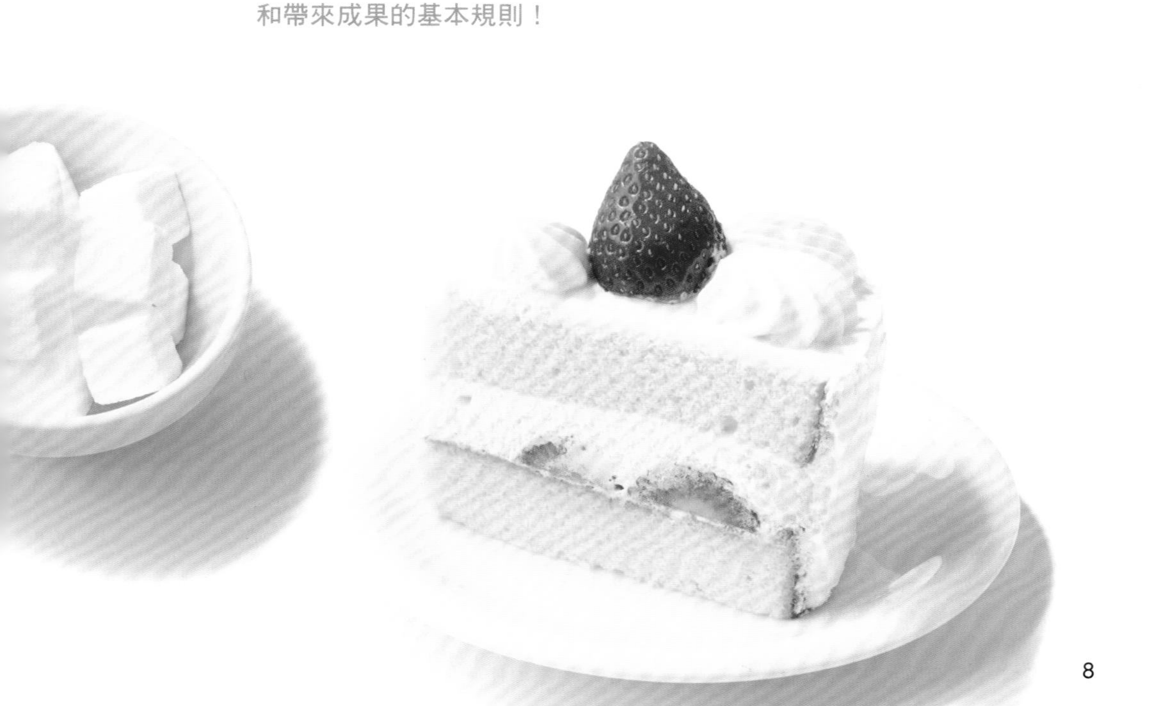

肥胖的原因在醣類

醣類是三大營養素之一，米飯和麵包都是醣！

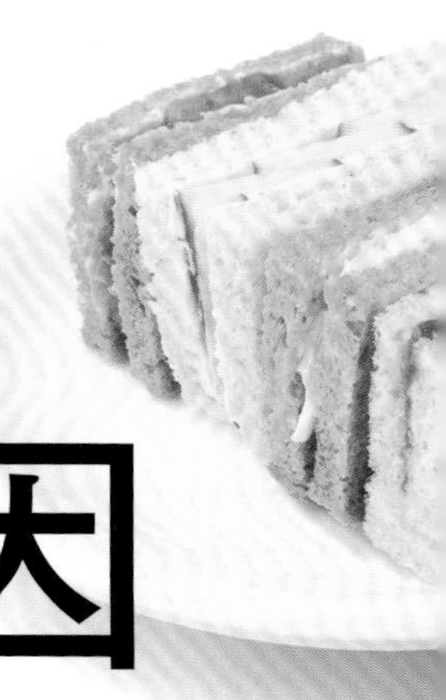

近年，由於減重效果很好，「醣類ＯＦＦ」減重法廣獲注目。說到醣，或許你會直覺想到蛋糕和甜點等甜食吧。

不過，其實米飯、麵包等穀類，還有蕎麥麵、義大利麵等麵類，都是亞洲人攝取量很高的醣類。碳水化合物由醣類與膳食纖維構成，但醣類佔了絕大多數。

那麼，為何去除醣類會和減重扯上關係呢？這得先從背後的營養機制看起。

所謂的醣類，其實是能轉化為人類維持活動必須熱量的三大營養素之一。三大營養素，就是蛋白質、脂質和醣類。

蛋白質是構成身體約60兆個細胞的原料，負責製造肌肉、血液、骨頭和皮膚等組織。大家常會誤會脂質只會變成脂肪堆積在體內，但它不僅是熱量來源，也肩挑細胞膜、荷爾蒙的原料等重任。醣類則是身體活動的熱量來源。

就像這樣，三大營養素各有其功能。你或許會感到疑惑，「即便如此，去掉醣類也沒問題嗎？」不過，沒問題的。背後自有其理由。

就算不攝取醣類 身體也不會熱量不足

胰島素會堆積脂肪

醣類在體內會被分解為葡萄糖。所謂的血糖值，就是血液中葡萄糖的濃度，身體有一套維持血糖值在一定範圍內的機制。

攝取醣類、血糖值就會上升，不過這時，胰臟會分泌稱為胰島素的荷爾蒙，它會將血液中的葡萄糖移動到肝臟，讓血糖下降。送到肝臟的葡萄糖以肝醣的形式儲存，當體內面臨葡萄糖不足的緊急時刻，肝醣會再度轉換回葡萄糖，讓身體利用。不過肝醣的存量有其上限，胰島素便會將多餘的醣類轉換為中性脂肪（又稱三酸甘油酯）囤積在體內。胰島素之所以會被稱為「肥胖荷爾蒙」，就是這個原因。

簡言之，「只要限制攝取醣類，就能抑制血糖值上升，進而抑制胰島素分泌，於是就能瘦下來」。

三大營養素

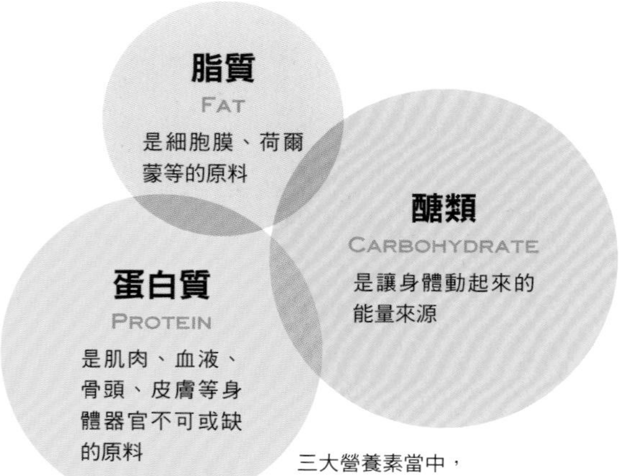

脂質
FAT
是細胞膜、荷爾蒙等的原料
醣類
CARBOHYDRATE
是讓身體動起來的能量來源
蛋白質
PROTEIN
是肌肉、血液、骨頭、皮膚等身體器官不可或缺的原料

三大營養素當中，
亞洲人從醣類獲得最多能量。

註：FAT在營養成分表中統一稱為脂質。
在肉類、魚類等中的固態油脂則稱脂肪。

人體內也會製造醣類！
酮體會轉化為腦的能量

醣類雖然是身體活動的熱量來源，當醣類不足時，可以靠脂肪彌補。

此外，人體內有稱為「葡萄糖新生」的製造醣類機制，所以不致讓血糖值過低。

當葡萄糖枯竭，身體會藉由葡萄糖新生作用製造缺乏的葡萄糖，藉以調整血糖值。這時，中性脂肪就會被燃燒。

也就是說，「如果減少攝取醣類讓體內的葡萄糖處於不足，脂肪就會逐漸燃燒」。

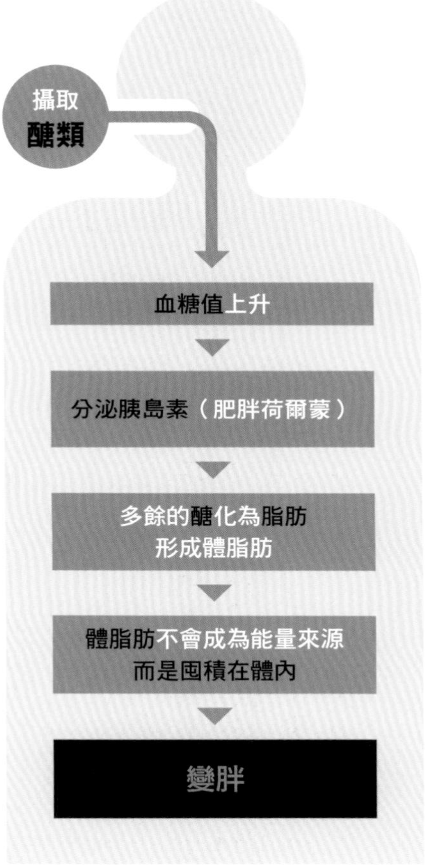
攝取
醣類
血糖值上升
分泌胰島素（肥胖荷爾蒙）
多餘的醣化為脂肪
形成體脂肪
體脂肪不會成為能量來源
而是囤積在體內
變胖

這就是「醣類ＯＦＦ」能讓人瘦下來的原理。

血糖值急速上升，會讓血管受傷，血液循環進而惡化，更會成為動脈硬化的原因。而且過剩的醣類會與體內蛋白質結合，形成「醣化蛋白質」，讓肌膚、頭髮、骨頭等全身器官加速老化。

或許有人會認為：「葡萄糖不是腦唯一的能量來源嗎？」不過，其實沒有葡萄糖也沒問題。在葡萄糖新生的過程中，肝臟會製造稱為「酮體」的物質。酮體可以取代葡萄糖，成為腦的能量來源，所以無須擔心。

從下一頁開始，我們將介紹RIZAP式「醣類ＯＦＦ」的規則。

RIZAP式減重

飲食規則❶
確實屏除主食

去除米飯、麵包和麵類

RIZAP式的「醣類ＯＦＦ」飲食，從一開始就

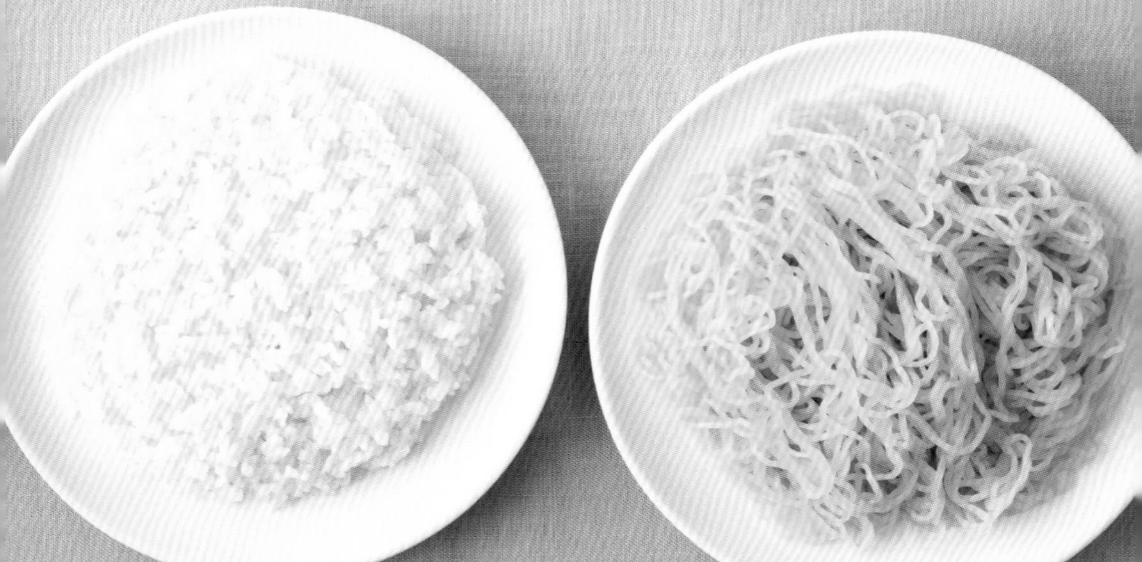

要確實去除醣類。不是漸漸減少醣類的方法，而是從「去除醣類豐富的主食」開始。也就是去掉一日三餐中的主食。

主食不僅包含米飯和麵包，蕎麥麵、烏龍麵、義大利麵等麵類也算是主食。即便是被認為能讓血糖上升趨緩的未精製糙米、裸麥麵包等主食，由於會促進胰島素分泌，也統統NG。

我們藉由主食，會不小心就輕鬆攝取了大量的醣類。特別是亞洲人，比起蛋白質和脂質，從醣類獲得更多熱量，比例約佔三大營養素的60%。正因如此，從一開始就確實去掉主食，才會這麼重要。

不過，像這樣完全不吃主食，只有一開始而已。當身體開始變化，達到目標之後，就可以循序漸進轉換為有醣類的食譜。如果目標是瘦得慢一點，在飲食中加入醣類也沒問題。

最重要的是，徹底理解醣類的量，並且靠自己控制。如果能做到這點，在達成目標之後，便能維持理想的身材。

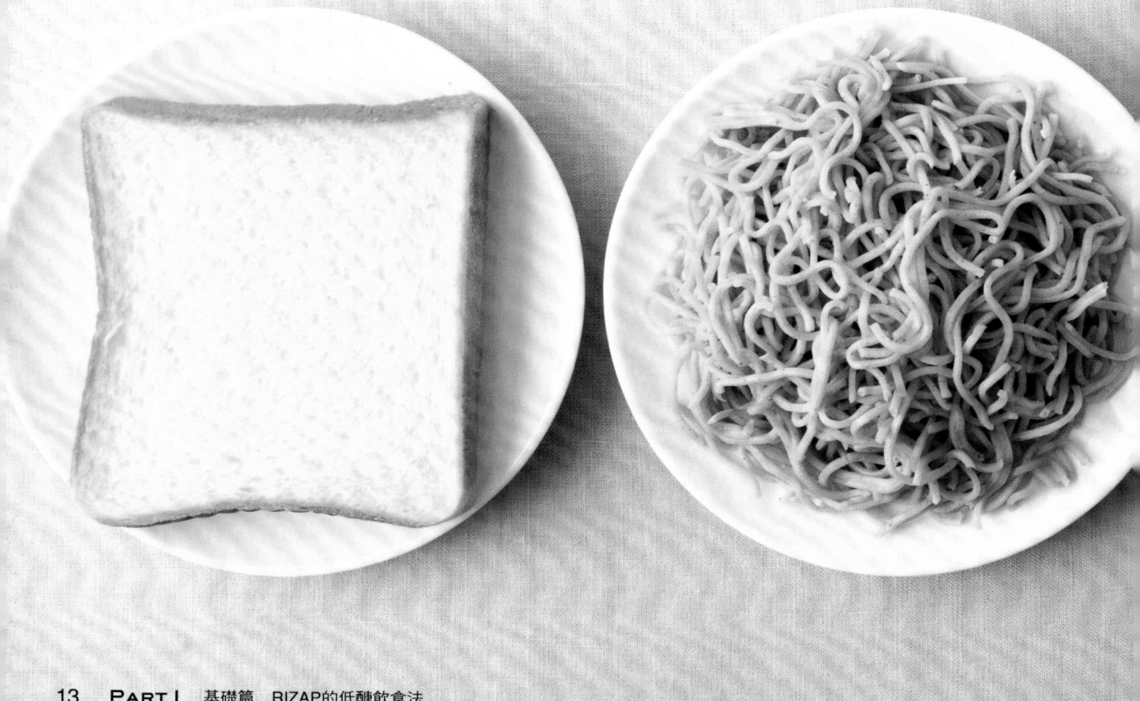

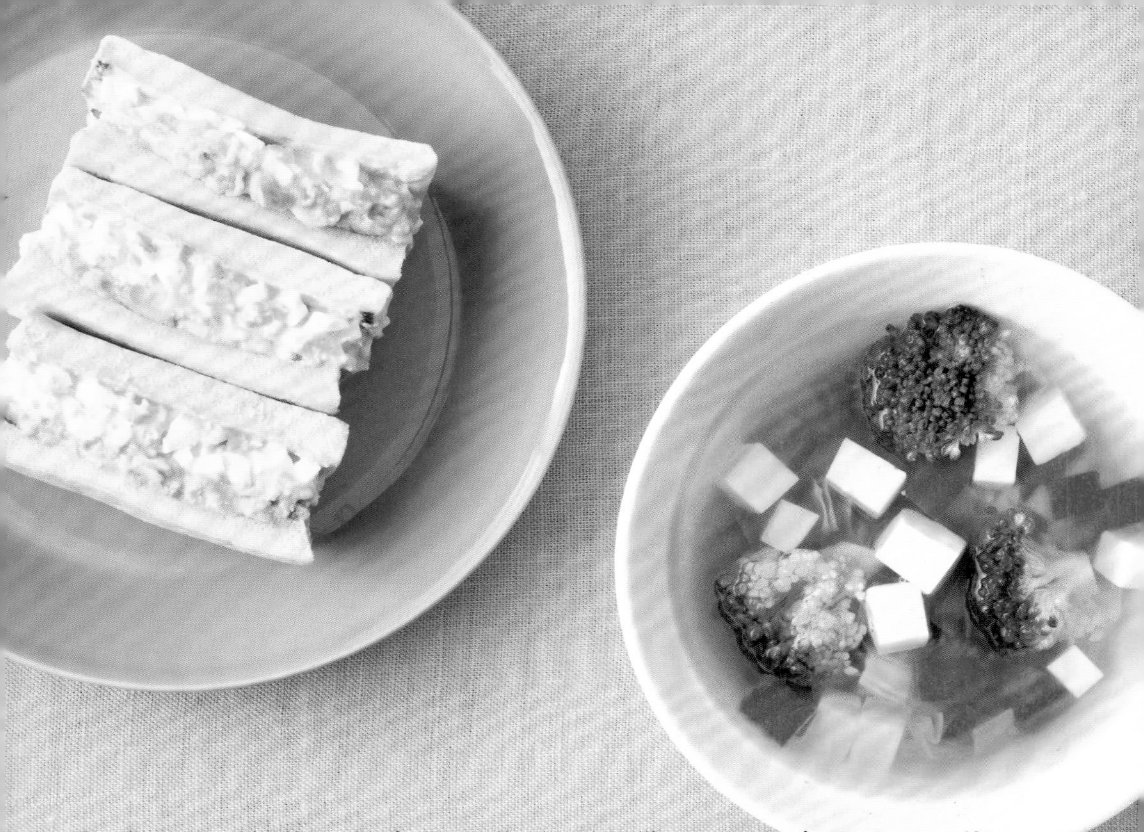

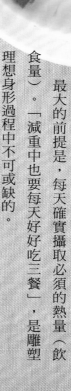

靠飲食防止復胖

最大的前提是，每天確實攝取必須的熱量（飲食量）。「減重中也要每天好好吃三餐」，是雕塑理想身形過程中不可或缺的。

每天需要攝取的熱量，以不會讓基礎代謝率下降為準則。所謂的基礎代謝率，就是心跳、呼吸、保持體溫等維持生命所需的最低限度熱量。換句話說，就是靜靜待著什麼也不做就會消耗的熱量。基礎代謝率因年齡和體重而異（詳參第39頁）。

那麼，為何每天攝取的熱量不能低於基礎代謝率呢？

無法獲得必須熱量的身體，會陷入一種飢餓狀態，肌肉量會因此減少、基礎代謝就會跟著下降。所以一旦回到先前的飲食習慣，就容易復胖。

一天三餐好好攝取，因為少了米飯等主食，就得從配菜確實攝取熱量。至於要吃什麼才好？要選什麼食材才好？在PART2會有詳細解說。

RIZAP式減重

飲食規則②
每天都要確實吃三餐

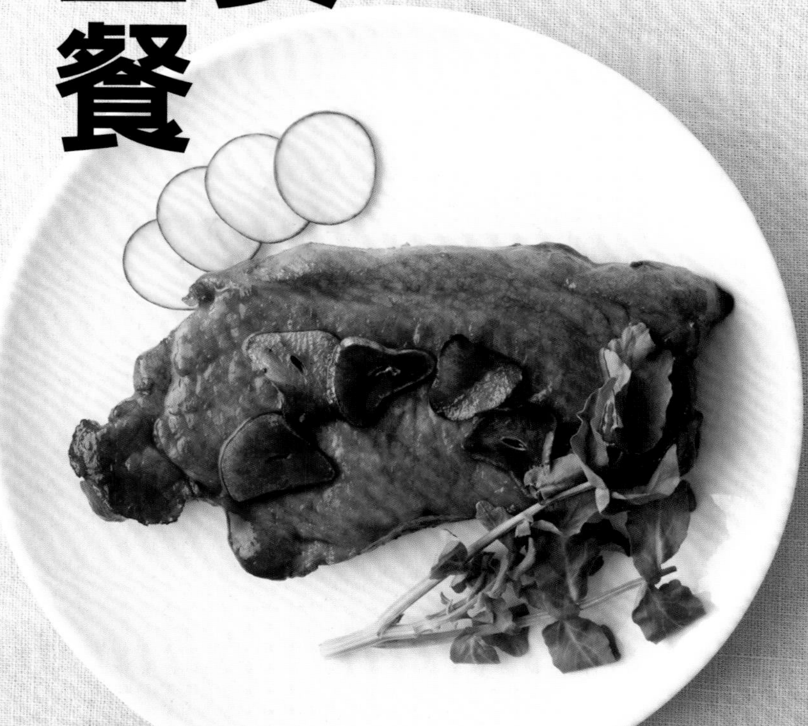

RIZAP式減重

飲食規則③

攝取以蛋白質為主的配菜

以肉、魚、蛋等蛋白質維持肌肉量

要確實維持醣類ＯＦＦ的減重效果，「不減肌肉」十分重要。

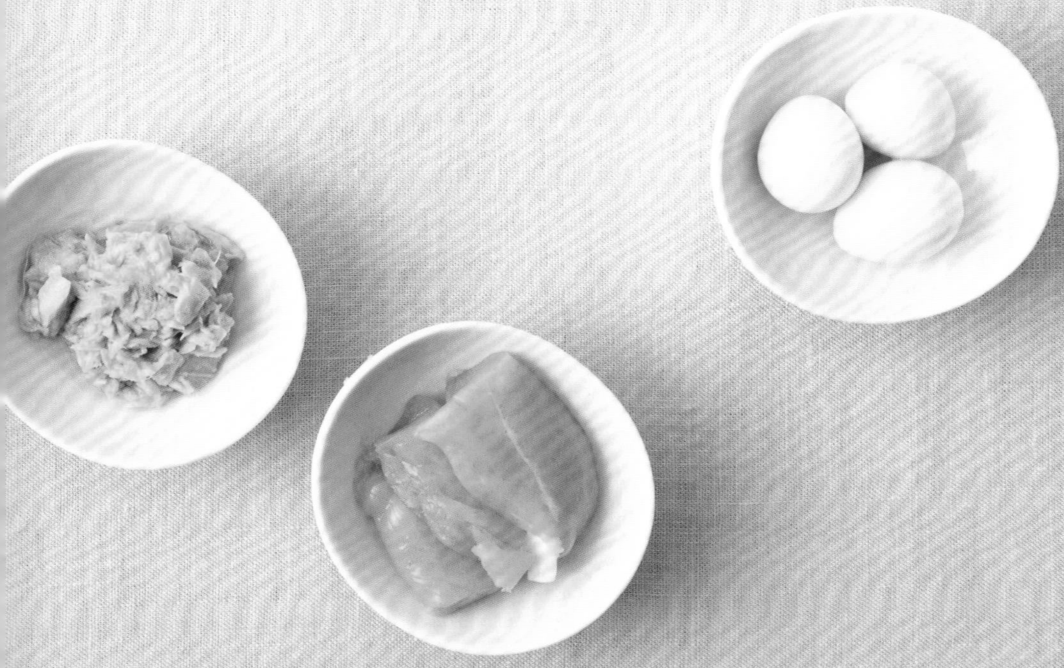

蛋白質是製造肌肉的重要營養素。有意識地攝取，跟維持肌肉量息息相關。在RIZAP，我們是以飲食和運動雙管齊下，實現打造理想身形的目標，不過如果蛋白質攝取得不夠，也無法期待靠運動能增加多少肌肉。此外，在體內製造醣類的「葡萄糖新生」機制的過程中，也會使用到蛋白質。

醣類ＯＦＦ的飲食，在主食有所限制下，靠配菜吃飽是鐵則。簡單說，就是吃肉、魚、蛋、黃豆製品等蛋白質。肉類無論是豬肉、牛肉、雞肉都ＯＫ。魚類則以赤身（瘦肉）、白肉魚、蝦子、墨魚等為主。魚板、竹輪、魚糕等魚漿類製品以及魚卵，則應該避免。

用餐時，我們也會消耗消化過程中所需的熱量。吃東西既吸收熱量也會消耗熱量。被消耗的熱量稱為「飲食誘導性熱產生（ＤＩＴ）」。比起脂質和醣類，蛋白質的ＤＩＴ更高，多攝取蛋白質和提高消耗熱量有很大的關係。

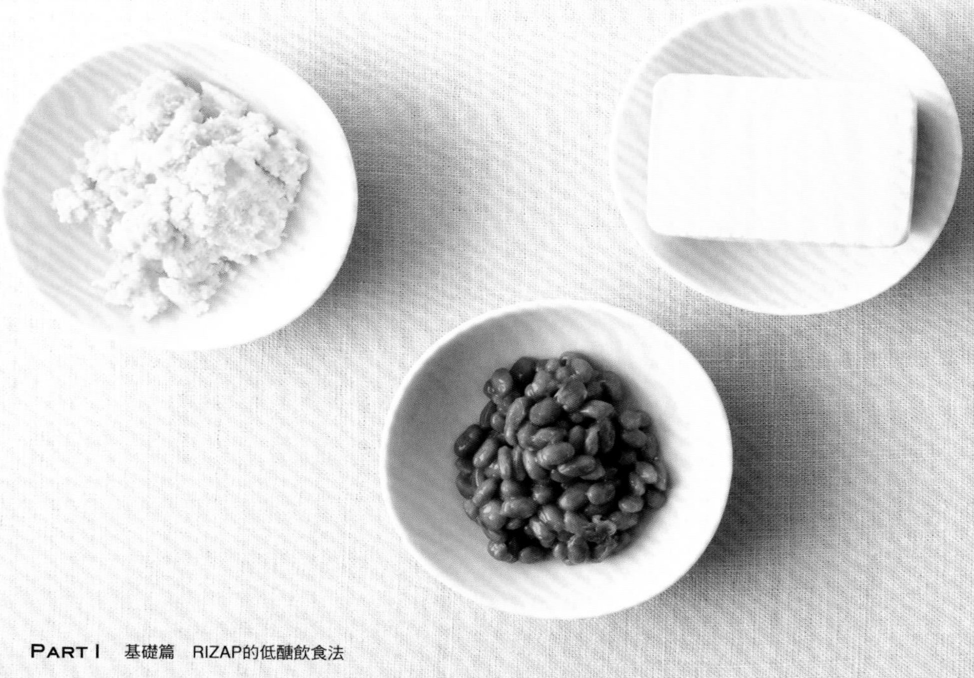

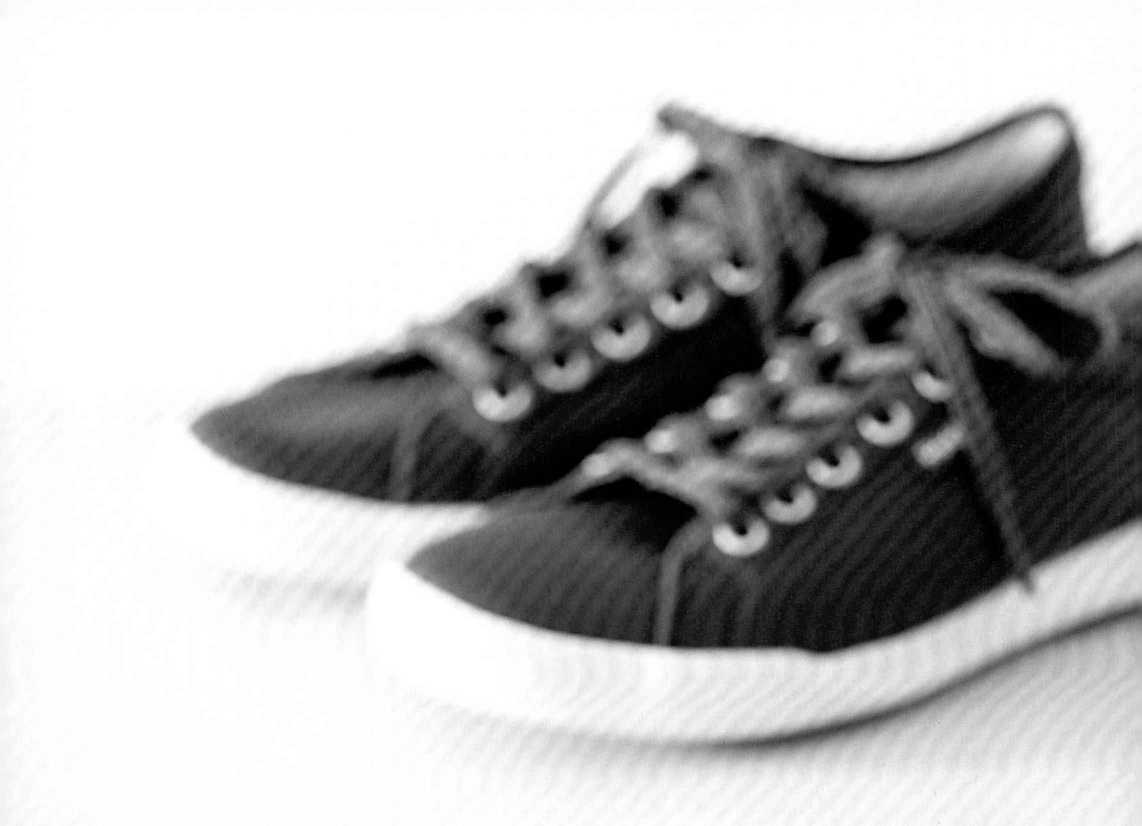

從大腿、背部、臀部等大塊肌肉練起

要打造基礎代謝率高的身體，進而實現理想體型，在減重時同時增加肌肉量十分重要。要增加肌肉，就必須訓練肌肉。

人的肌肉量在20幾歲時達到高峰，隨著年齡增長逐漸減少。如果不時時留意運動，在不知不覺中肌肉量就會下降，成為基礎代謝率低、容易發胖的體質。因此每週應該安排2～3次肌肉訓練。

為了使身體動起來，人體總共有約四百條肌肉，若想有效率地進行訓練，首先就要從大腿、背部、臀部等大塊肌肉開始練起。大肌肉在活動中，也會相對消耗更多的熱量。人體有約三分之二的肌肉都集中在下半身，以下半身為主的訓練也是個方法。

長肌肉不只可以讓我們獲得理想的身材，也會提高體力、讓人不易疲累，軀幹有力姿勢就會變好，也會提升運動時的表現，還能預防運動傷害，

RIZAP式減重

生活規則①

從事肌肉訓練

好處很多。此外，練肌肉也有美膚效果。這是因為在肌肉訓練時，受損的身體為了自我修復，會增加成長荷爾蒙的分泌。

肌肉訓練的次數和負重方式，以及正確姿勢等具體的方法，請參考《王牌健身教練在你家【運動篇】》。

RIZAP式減重

生活規則②
確實補充水分

水分不足是減重的大敵！還會引發便秘

要讓減重過程順利進行，水分攝取非常重要。在

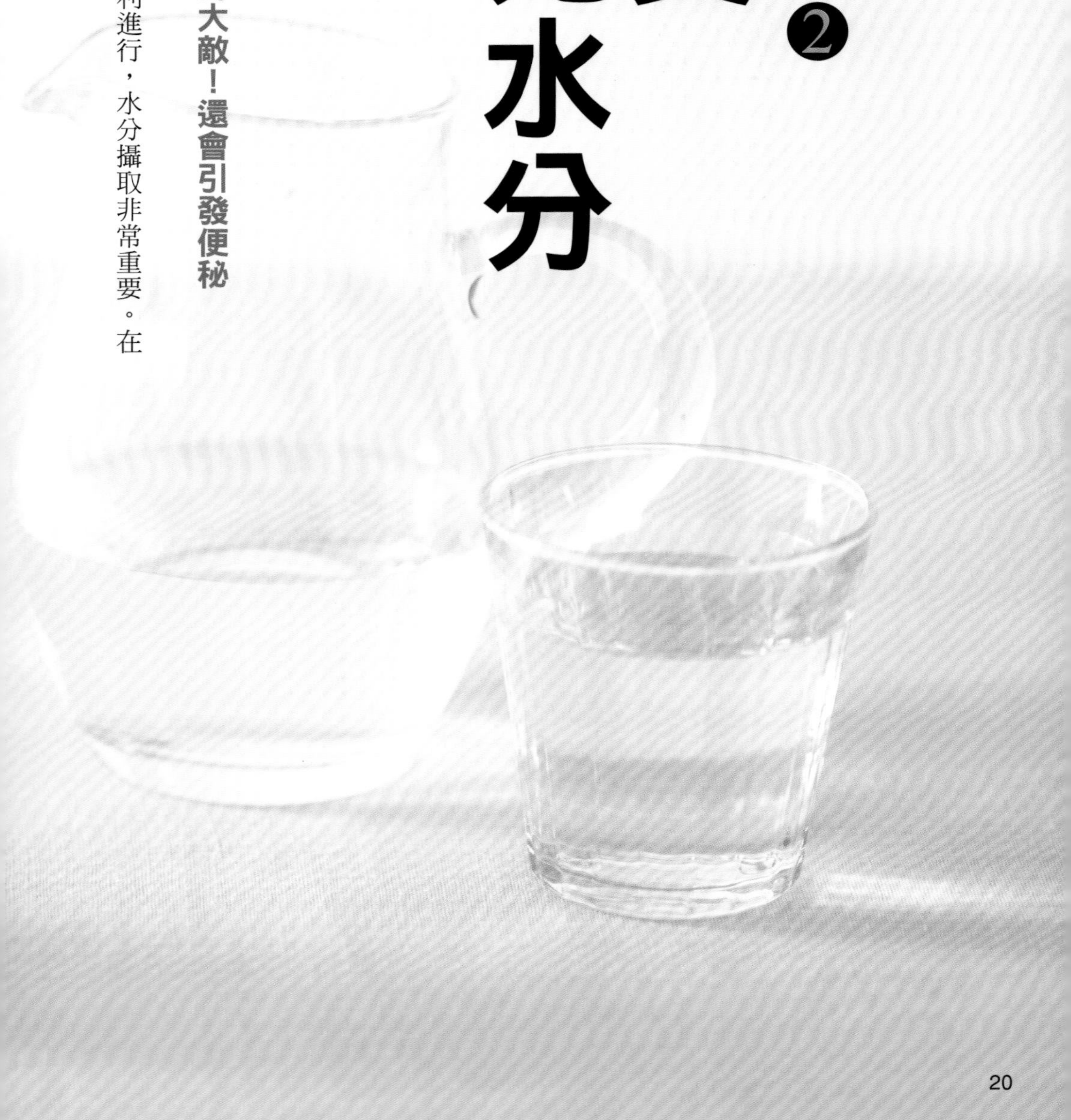

RIZAP式的減重課程中，也建議學員要確實補充水分。

具體而言，水分和減重究竟有什麼關係呢？

人類的身體裡約有60％是水。水分用於消化吸收和搬運老廢物質。當水分不足，血液循環會變差，營養和氧氣都無法送到身體的各個角落。造成不利於燃燒脂肪的情況。要讓代謝順暢，水分非常重要。

此外，水分不足時糞便會變硬，是引起便秘的原因。便秘也是減重過程中的一大阻礙。

那麼，該喝多少水才夠呢？若單以攝取水分計算目標，女性每天2公升，男性每天3公升。這是因為從食物中獲得的水分，每天平均約有1公升，因減重而減少的飲食量，就用喝水補回來。

不過，咖啡因有利尿作用，應避免過度攝取。攝取水分的時機也很重要，絕非一口氣大量牛飲，而是常備水壺，少量多次補充。

每天早上沐浴在陽光下，好好吃早餐

早上就會醒來，中午肚子會餓，晚上會想睡覺……這些都是生理時鐘造成的。生理時鐘就是身體本來的節奏，其週期為25小時。每天只有24小時，所以會產生1小時的時差。要說是什麼修正了這時差，就是早晨。其實，每天早上只要沐浴在陽光下，生理時鐘就會重置，身體也會隨著一天的節奏開始正常活動。

生理時鐘和減重也有關係。起床時間和就寢時間、用餐時間一旦不規則，生理時鐘就無法重置，身體的節奏混亂，代謝跟著低落，於是就變得容易發胖。

身體在白天是活動模式，到了夜晚則是休息模式。內臟在白天努力工作，所以就算吃了很有份量的食物也不會造成負擔，能夠順利消化。之所以不要在睡前吃東西，就是因為身體已經進入休息模式，會對內臟造成負擔。

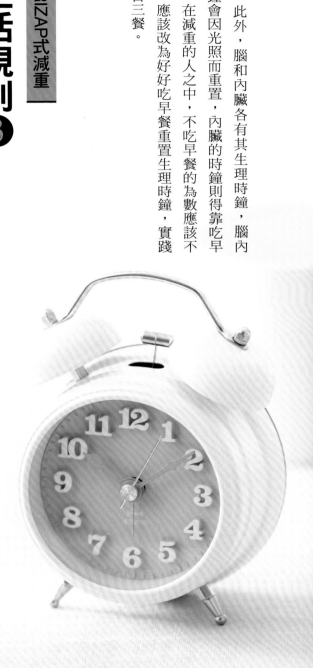

RIZAP式減重

生活規則③

重置生理時鐘

此外，腦和內臟各有其生理時鐘，腦內時鐘會因光照而重置，內臟的時鐘則得靠吃早餐。在減重的人之中，不吃早餐的為數應該不少，應該改為好好吃早餐重置生理時鐘，實踐一日三餐。

COLUMN

聽聽RIZAP的
營養師芦野小姐
怎麼說！

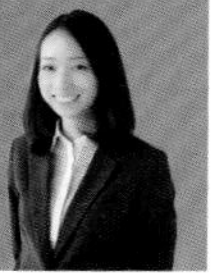

RIZAP的營養師，
做什麼樣的工作？

為了幫助RIZAP的客人（會員）達成目標，像是每天、何時、應該吃多少量的食物等等，這些飲食習慣的改善指導和營養指導都是不可或缺的。我們會設計出讓會員有效率地減少體脂肪，同時提升肌肉量和體力，卻不至於影響生活品質的菜單，並且提供給會員。這些菜單都會重新檢視營養均衡度，並為每人量身建議適合個人生活與嗜好的食材與吃法。在獲得理想體型後得以繼續維持的理論與實踐方法，我們也希望會員能徹底吸收。

在RIZAP，醫師和護理師也會加入團隊，導入醫學的見解，完整支援會員的營養管理。

會員的煩惱形形色色，要配合個人的生活習慣，讓會員願意積極合作，「兩人三腳」很重要。要怎麼做才能產生自信？該怎樣才能克服障礙？……我們每天都在思考最適合每個人的建議。

看著曾喪失自信的人重新找回笑容，愉快地達成目標，沒有比這更讓我們開心的了。這正是身為RIZAP營養師的工作價值。

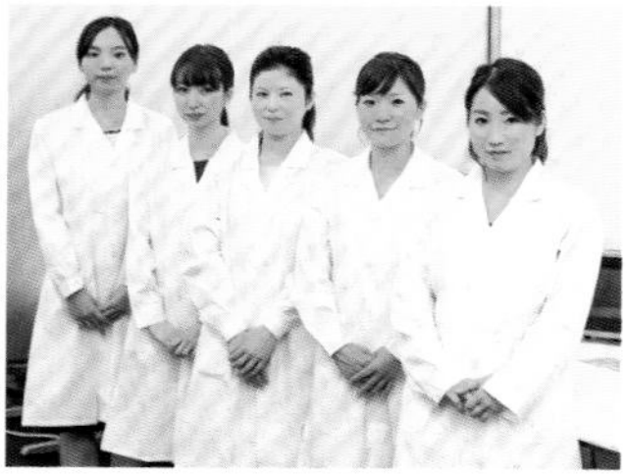

芦野惠（照片左二） 大學畢業後取得營養師執照。隸屬於RIZAP教育訓練單位，負責開發課程與社內訓練。

PART 2

實踐篇

開始低醣飲食減重吧

選擇食材、調理方法、外食要訣等，
一口氣公開讓醣類OFF
得以輕鬆實踐的各種建議！

達成目標的理論在這裡！

三階段改變你的身體

所謂的三階段是？

在RIZAP的理想體型改造過程中，飲食和運動各有三個階段，逐一完成這些階段，是循序漸進的形式。

雖然理想體型因人而異，其基礎不脫「吃了不易胖的身體」、「不易復胖的身體」、「基礎代謝率高的身體」。這就是RIZAP期望的身體改造。可以實現減輕體重的減重期望，也能同時完成讓腰更細的雕塑曲線願望。

飲食上的三個階段是「減重期（減量期）」、「控制醣類期（提升肌肉期）」、「保持體態期（維持期）」。這些階段都是為了對應減重時的身體變化，並提升減重效率，在科學基礎上設定出來的。在各個階段中，醣類OFF要做到多徹底，以及如何實踐運動，都有不同的目標（參照左頁）。

減重期（減量期）是攝取低醣類飲食的時期。控制醣類期（提升肌肉期）是補充醣類的時期。保持體態期（維持期）則是控制攝取醣類的時期。

在PART1中介紹的醣類OFF飲食規則①，就是在指減重期（減量期）。在這個階段，最重要的是習慣沒有主食的低醣飲食。

達成目標的3個階段

3個階段中，醣類OFF的內容也會隨之調整。
首先就把完成減重期當成目標。

STAGE 1 減重期（減量期）

成為有效率燃燒脂肪的身體

改造身體的第一個階段。以減少脂肪為最優先，持續減少體重。飲食的基本是去除主食的低醣飲食。運動則是要維持肌肉量，每週進行2～3次重量訓練。（詳情請參考《王牌健身教練在你家【運動篇】》）

▼

STAGE 2 控制醣類期（提升肌肉期）

提高肌肉量打造基礎代謝率高的身體

徹底燃燒多餘脂肪後來到這個階段，為了提高基礎代謝率，要以提升肌肉量為最優先。飲食開始需要依照情況攝取醣類，藉以提升肌肉量。

▼

STAGE 3 保持體態期（維持期）

打造不會復胖的身體

最後的階段，是維持已經改造完成體態的時期。要持續保持這個有張力的身體曲線。肌肉已經非常結實，只要確實控制好醣類攝取，就能在不減少肌肉的前提下預防復胖。

請記住！克服三個階段的吃法

STAGE 1 減重期（減量期）

飲食目標

用餐要確實攝取 實踐醣類OFF！

為了讓脂肪能有效率地燃燒，每天攝取的醣類份量要以50公克以下為基準。除去主食，也要注意調味料和蔬菜中的醣類。富含醣類的薯類要盡量少吃，蛋白質則要積極攝取。蔬菜中的醣量請參考126頁。

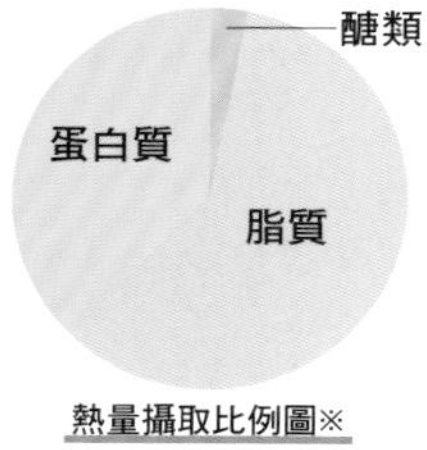

熱量攝取比例圖※

STAGE 2 控制醣類期（提升肌肉期）

飲食目標

視狀況適時補充醣質

夜晚和減重期相同，都要控制醣類攝取，早餐和午餐則應重視體重補給醣類，標準為體重每公斤1.0～1.2公克。要注意的是，有運動的日子，不要在午餐時攝取醣類，而應該在運動後補給。也要積極攝取蛋白質。

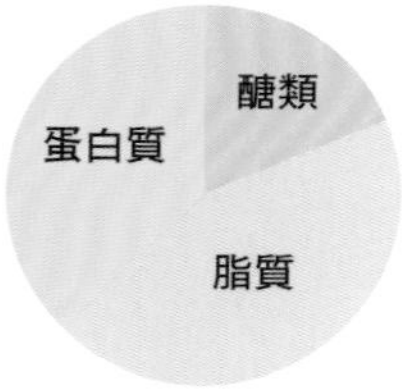

熱量攝取比例圖※

STAGE 3 保持體態期（維持期）

飲食目標

每天攝取的醣類要在120公克以下

此階段的重點是在不勉強的範圍內，控制醣類攝取。每天的醣類攝取量以120公克以下為準（每餐40公克）。吃主食時要注意別吃過頭。為了讓攝取的營養素有效率地轉換成能量，要注意飲食的均衡。

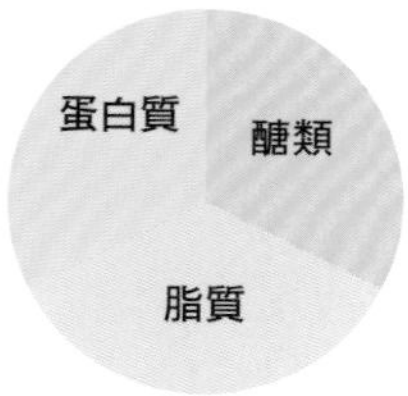

熱量攝取比例圖※

※醣類1g=4kcal、蛋白質1g=4kcal、脂質1g=9kcal

需要積極攝取的營養素

此階段以燃燒脂肪為最優先。請多多選用富含幫助燃燒脂肪的食材。

●左旋肉鹼

是脂肪燃燒轉換為能量時，不可或缺的營養素。雖然人體內會自行合成，然而量並不多，必須多從食物中攝取。羊肉、牛肉等紅肉，以及鮪魚、鮭魚、貝類中都富含左旋肉鹼。

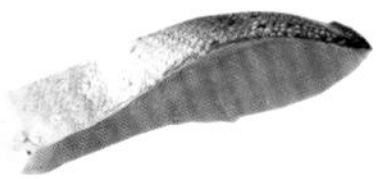

●辣椒素

辣椒中的辛辣成分。具有排汗及分解脂肪的效果。紅辣椒、七味粉、TABASCO中都富含辣椒素。

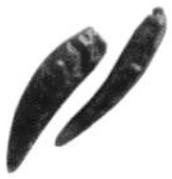

●維生素B_2

是燃燒脂肪過程中不可或缺的營養。若想燃燒更多脂肪，平常的飲食中就要有意識地攝取。富含維生素B_2的食材有納豆、鯖魚、烤海苔、肝臟等。

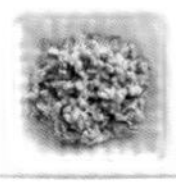

需要積極攝取的營養素

為了提升肌肉量，確實吸收攝取的營養素非常重要。關鍵是負責消化吸收的腸道狀態。請多攝取能調整腸道環境的營養素。

●膳食纖維

被稱為第六營養素，可有效改善腸內環境。膳食纖維分為水溶性和不溶性，不溶性的膳食纖維會讓腸內的益生菌變多，也會增加糞便的體積。水溶性則會吸附腸內的有害物質排出體外。富含膳食纖維的食材是海藻和根莖類蔬菜。

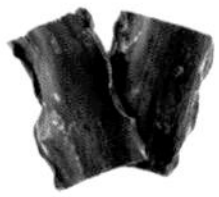

●維生素C

維生素C是腸內益生菌「乳酸菌」的食物，能讓它更加活性化。此外也有幫助合成膠原蛋白的功能，能打造強壯又堅韌的肌肉。

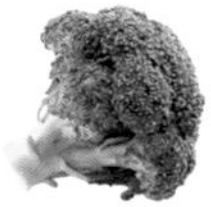

需要積極攝取的營養素

有意識地攝取幫助代謝的營養素，就能維持已經改造完成的體態。

●維生素B_1

維生素B_1是人體內將醣類化為能量時所需的營養素。醣類在持續消耗下，就不容易轉化為脂肪囤積起來。

維生素B_1不足，不僅醣類無法有效轉換為能量，也會變得容易疲勞，身體就會鈍鈍懶懶的，更無法集中精神於減重。

富含維生素B_1的食物有豬肉、烤海苔、黃豆等。

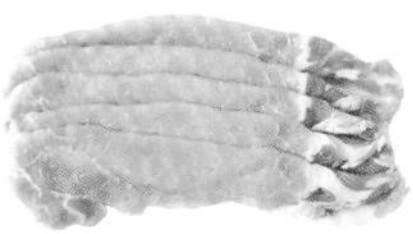

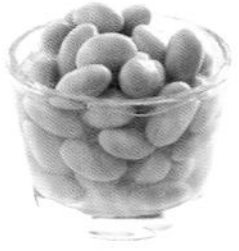

完成減重期是成功關鍵

RIZAP式低醣飲食的進行方法

想成為怎樣的身材？具體設定目標後再開始

訂下目標後，完成三個階段並獲得理想身形，所需期間約為2個月。當然，達成目標所需的時間，因人而異。

開始減重前最重要的是，「理想體態為何？」的目標設定。因為目標會成為持續減重的動機。

接著，要重新回顧開始減重前的飲食型態，明確知道要如何改變，再開始控制醣類的飲食。

本書選用的是最初階段「減重期」的飲食設計方法。克服這一關，就是讓減重得以順暢進行的關鍵，請好好加油！

RIZAP式低醣飲食的順序

RIZAP式低醣飲食，從設定目標開始！
首先請完成這4個階段。

STEP 1 設定明確的目標

不只是「想瘦下來！」，而是「想瘦5公斤！」、「想在2個月後的婚禮之前瘦下來！」等，把體重和時間當作目標。具體設定目標非常重要！

STEP 2 了解自己的飲食型態

不吃早餐、晚上總是外食等，要重新審視自己的飲食型態是什麼樣子，理解自己會變胖的原因，並認清應該如何改善。

STEP 3 除去主食多攝取蛋白質

本書中介紹的正是STEP3的實踐方法。設計考量包括外食時的用餐方法，以及要如何改變至今為止的飲食型態。

STEP 4 首先就從持續2週開始！

要習慣RIZAP式的低醣飲食，大約需要2週。主食當然不能吃，點心也要好好實踐除去醣類的準則。只要克服這關，體重就會逐漸展現變化！

STEP 1

設定明確的目標

訂立更加具體的數值目標

列出體重、BMI、期間等數值目標提高動機！

RIZAP式減重方法的第一步是「設定目標」。雖說如此，也絕非像2個月瘦50公斤這樣，不切實際地亂定目標。極端的減重，或是本來就已經體重不足卻還想繼續瘦下去等錯誤的目標設定，說不上是健康的減重。這也會成為途中遭遇挫折的一大原因。

此外，設定目標時，越具體就越容易維持動機。在婚禮前瘦5公斤、2個月瘦10公斤、想要回到30幾歲的三圍等，請務必以「數值」訂立目標。

還有，此時要掌握自己的BMI（Body Mass Index，身體質量指數）。BMI是以體重和身高計算出來，用以表現肥胖度的體格指數。讓BMI回到18.5～25之間，也是一種目標設定的指標（請參照左頁）。

目標設定的方法

理解自己的BMI，設定得以健康減重的數值目標。

1 算出自己的BMI

BMI 是表示肥胖度的指標。

體重(kg)÷身高(m)÷身高(m)＝BMI

你的BMI

體重		身高		身高		
kg	÷	m	÷	m	＝	

例 **體重50kg，身高160cm的情況**

50kg ÷ 1.6m ÷ 1.6m ＝ 19.5

［BMI的判定］

BMI=22時，罹患生活習慣病（心血管疾病、糖尿病等）的風險最低。標準體重可由身高（m）×身高（m）×22算得。

BMI	判定
未滿18.5	低體重(過瘦)
18.5～25	普通體重
25以上	過胖

2 以時間軸和體重軸立下具體的目標

假設先不論期間，而以減重為最優先，建議以一個月瘦2～3公斤為目標，花3～4個月慢慢減輕體重。另一方面，如果像是婚禮前要瘦下來等有具體期間的情況，則要以不減肌肉，短期間內減少體脂肪為目標。

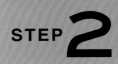

理解自己的飲食型態
開始過一日吃三餐的生活

大前提是「邊吃邊瘦」！

RIZAP至今已經指導過許多人的飲食，就像有些人不吃早餐，飲食型態因人而異。理解自己目前的飲食型態，就能找出發胖的原因，要如何改善也會更加明確。

RIZAP以「邊吃邊瘦」為大前提。所以，控制醣類的同時，「確實遵守一日三餐」的飲食型態是基本。之所以規定一日三餐，是為了不讓維持生命活動最底限的基礎代謝率下降。

話雖如此，如果毫無限制地攝取熱量，減重是不會成功的。每天必須的熱量，是以性別、年齡、運動強度，以及每天的活動量等變項計算出來的。假設一天的必須熱量是2300大卡，RIZAP的做法，首先會把減少500～1000大卡當成目標。

「這樣吃就會胖！」的三大飲食型態

產生發胖原因的3種代表性飲食型態。你沒問題嗎？

減肥型

在女性或減肥經驗豐富者身上常可看到的飲食型態。早餐是蔬菜或水果的蔬果昔，中午則多是義大利麵或沙拉。晚上卻會喝酒且吃得太飽，飲食也偏向高脂肪。

這樣改變！

建議**早餐的蔬果昔可以換成蛋白質豐富的水煮蛋、豆腐、納豆等食材**。若為手腳冰冷等症狀苦惱，**更應在早晨吃熱食**。**湯類**料理很不錯。

不吃早餐型

年輕世代或單身男子常屬於這種類型。早餐只在上班前喝一杯咖啡，到了公司吃一個飯糰。許多人會在中午吃丼飯，晚上則吃大份量的餐點。

這樣改變！

首先**要養成吃早餐的習慣**。早餐應該多攝取蛋白質。建議不要選飯糰，**而是可以直接吃的雞肉沙拉**等。中午和晚上要節制份量，選擇營養均衡的餐點。

重視飯局型

有家室的上班族或業務人員多屬於這種型態。雖然週末在家吃飯，營養均衡，週間卻連續外食。飯局很多，喝酒過量，也容易偏食的類型。

這樣改變！

要注意外食時的點餐方法。吃肉吃魚都很好，建議選擇**生魚片、烤雞串等沒有使用含醣類調味料的餐點**。**喝酒**時，利用把杯子換小等方法來**控制飲酒量**很重要。

STEP 3

去除主食多攝取蛋白質
米、麵包、麵類要節制！

也要留意配菜中的醣類

在STEP2中知道要如何改變自己的飲食型態後，就要馬上開始低醣飲食。最重要的是，不能吃幾乎全由醣類構成的主食，也就是米飯、麵包和麵類，而是盡量吃配菜。每天攝取的醣類要以50公克以下為目標。之所以要限制醣類攝取量，是因為提供蛋白質的肉、魚、黃豆製品，甚至是蔬菜中也含有醣。根莖類因為富含醣類，在吃法上也要多加留意。

必須確實攝取的是蛋白質。每天的攝取量依個人體重而異（參照左頁）。例如體重60公斤的人，每天需要攝取的蛋白質標準為90公克。

此外，葉菜類、海藻、蕈菇類，不但幾乎不含醣類，還富含膳食纖維，可提升飽足感，可取代主食多多攝取。

醣類和蛋白質的攝取量基準

別忘記可作為蛋白質來源的配菜裡頭也含有醣類！

每天攝取的醣類在50公克以下

主食以外的食材也要多加留意。富含醣類的食材有根莖類（請參照126頁）、冬粉（請參照43頁）、餃子皮等。

[每餐含有的醣量]

麻婆豆腐……9.6g
韭菜炒豬肝……6.6g
棒棒雞……3.8g
韭菜炒蛋……0.7g
茶碗蒸……2.4g
沖繩炒苦瓜……3.0g
絞肉蛋捲……8.5g
馬鈴薯燉肉……30g

[主食含有的醣量]

白飯1碗（150g）……55.2g
烏龍麵（水煮1球）…52.0g
蕎麥麵（生100g）……51.8g
吐司麵包（1片）……26.6g

蛋白質攝取量和體重成比例

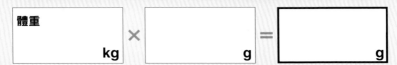

體重(kg)×1.0～2.0(g)＝每天的蛋白質攝取量基準

你的每日理想蛋白質攝取目標

體重 ____ kg × ____ g ＝ ____ g

例 體重60kg的情況

60kg × 1.5g ＝ 90g

蛋白質90g是一天（3餐份）的攝取目標量。
※每餐的攝取量以30g為準

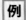

RIZAP式
低醣飲食

STEP 4

檢視飲食嚴守低醣

首先持續2個禮拜！

克服最初的2週，維持動機！

醣類OFF，是由「從醣類獲得熱量的機制」轉換為「從脂質獲得熱量的機制」。

一旦去除醣類來源的主食，這機制不會從一開始就順利進行，也有可能遭遇強烈的空腹感。不過這會漸漸習慣，不用擔心！目標是2個禮拜。請仔細檢視自己是否有遵守醣類限制的規則（參照左頁）。

醣類OFF的方法絕非千篇一律，當中有許多人是從晚餐不吃主食，或是每天一餐不吃主食等方法開始的。

不過，從一開始就徹底去除主食，在維持動機上更有效果。

最開始的2週最為重要。請努力克服這一關！

每天的飲食檢視表

你有確實實踐低醣飲食法嗎？
請定期檢視自己的飲食。

- [ ] 富含醣類的食材（米飯、麵包、麵類等）已經確實不吃了嗎？
- [ ] 蛋白質（體重 [kg] ×1.0～1.5g）有確實攝取嗎？
- [ ] 蔬菜有每天三餐，每餐都吃100g以上嗎？
- [ ] 水分（女性2公升，男性3公升）有確實補充嗎？
- [ ] 每天都有吃早餐嗎？
- [ ] 有細嚼慢嚥嗎？
- [ ] 餐點的份量多寡，是否依序為午、早、晚呢？
- [ ] 是否每餐都只吃8分飽呢？
- [ ] 是否從蔬菜開始吃起呢？
- [ ] 是否攝取過多熱量呢？

目標攝取熱量＝基礎代謝率×身體活動等級－（500～1000kcal）

※基礎代謝率的算法請參考以下算式（Harris-Benedict公式）
男性 66＋（體重kg×13.7）＋（身高cm×5.0）－（年齡×6.8）
女性 665＋（體重kg×9.6）＋（身高cm×1.7）－（年齡×7.0）
※身體活動等級請以下列數值為準。
低（1.5）、普通（1.75）、高（2.0）

要吃什麼才好？
選擇能提升成果的食材

牛肉和豬肉都OK！也要多吃配菜

作為主菜的料理，應選擇富含蛋白質或脂肪的食材。或許你會覺得肉只能吃低熱量的雞里肌或雞胸，不，其實牛肉或豬肉都ＯＫ！高蛋白的豆腐、納豆等黃豆製品，以及海鮮、蛋、乳酪等乳製品也應多多攝取。

在一般的飲食中扮演配角的配菜，也應該與主菜同樣多吃一點。請積極使用富含營養的當令蔬菜、蕈菇類還有海藻！配菜是膳食纖維、維生素與礦物質的來源。

不過，要注意含有許多醣類的調味料。盡量少用砂糖、味醂、番茄醬和調味料。

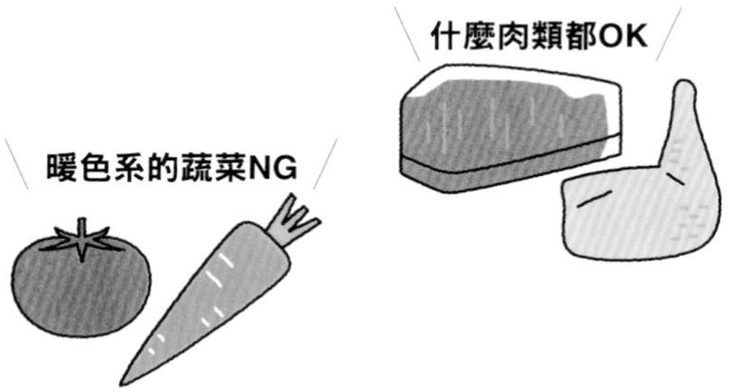

要注意暖色系蔬菜和根莖類！

出乎意料地，番茄和胡蘿蔔裡都含有大量的醣類。南瓜和地瓜也是。請記得「暖色系蔬菜和根莖類的醣分很高」這件事。

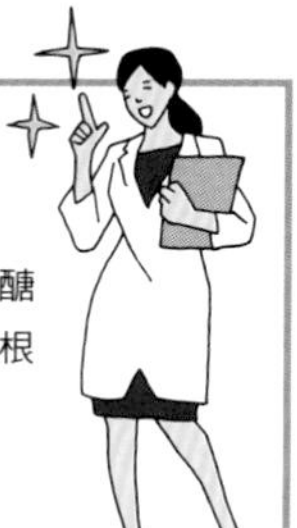

肉、蛋、海鮮類

肉吃瘦肉，魚類吃含有脂肪的部位也OK！魚漿類製品富含醣類需注意！

OK ○

○秋刀魚

醣類……0.1g
蛋白質……24.9g
熱量……299Kcal
膳食纖維……0g

○雞胸肉

（去皮）

醣類……0g
蛋白質……22.3g
熱量……108Kcal
膳食纖維……0g

○鮪魚赤身

（約10片）

醣類……0.1g
蛋白質……26.4g
熱量……125Kcal
膳食纖維……0g

○豬肩里肌

（紅肉）

醣類……0.1g
蛋白質……19.7g
熱量……157Kcal
膳食纖維……0g

○竹莢魚

（約中型1條份）

醣類……0.1g
蛋白質……20.7g
熱量……121Kcal
膳食纖維……0g

○牛肩里肌

（紅肉）

醣類……0.1g
蛋白質……19.7g
熱量……173Kcal
膳食纖維……0g

○水煮蛋

（約 2 個）

醣類……0.3g
蛋白質……12.9g
熱量……151Kcal
膳食纖維……0g

○草蝦

（約5條份）

醣類……0.1g
蛋白質……18.7g
熱量……83Kcal
膳食纖維……0g

○吻仔魚

醣類……0.2g
蛋白質……23.1g
熱量……113Kcal
膳食纖維……0g

○蛤蜊

（約12個）

醣類……0.4g
蛋白質……6.0g
熱量……30Kcal
膳食纖維……0g

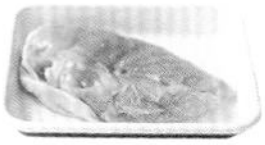

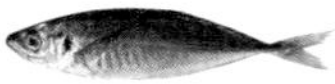

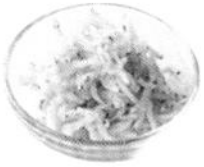

少量 △

△里肌火腿

（約5片）

醣類……1.3g
蛋白質……16.5g
熱量……196Kcal
膳食纖維……0g

△辣明太子

（約1條）

醣類……3.0g
蛋白質……21.0g
熱量……216Kcal
膳食纖維……0g

△維也納香腸

（約5條）

醣類……3.0g
蛋白質……13.2g
熱量……321Kcal
膳食纖維……0g

△竹輪

（中型1條約30g）

醣類……4.1g
蛋白質……3.7g
熱量……36kcal
膳食纖維……0g

△魚板

（約2/3條）

醣類……9.7g
蛋白質……12.0g
熱量……95Kcal
膳食纖維……0g

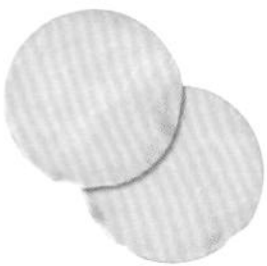

NG ×

×魚糕

醣類……11.4g
蛋白質……9.9g
熱量……94Kcal
膳食纖維……0g

×佃煮

醣類……17.0g
蛋白質……14.4g
熱量……77Kcal
膳食纖維……4.1g

×甜不辣片

醣類……13.9g
蛋白質……12.5g
熱量……139Kcal
膳食纖維……0g

※醣類、蛋白質、熱量、膳食纖維皆為可食用部位100g的平均值。

蔬菜、蕈菇類、水果

蔬菜和蕈菇類富含膳食纖維。水果因為醣類較高應該避免。

OK ○

○綠豆芽
（約⅖包）
- 醣類……0.8g
- 蛋白質……1.6g
- 熱量……12kcal
- 膳食纖維……1.5g

○菠菜
（約⅓把）
- 醣類……0.4g
- 蛋白質……2.6g
- 熱量……25kcal
- 膳食纖維……3.6g

○小黃瓜
（約1條）
- 醣類……1.9g
- 蛋白質……1.0g
- 熱量……14kcal
- 膳食纖維……1.1g

○酪梨
（約⅔個）
- 醣類……0.9g
- 蛋白質……2.5g
- 熱量……187kcal
- 膳食纖維……5.3g

○香菇
（約8朵）
- 醣類……1.4g
- 蛋白質……3.0g
- 熱量……18kcal
- 膳食纖維……3.5g

○金針菇
（約1包）
- 醣類……3.3g
- 蛋白質……2.8g
- 熱量……22kcal
- 膳食纖維……4.5g

○白蘿蔔
（去皮，約1/9根）
- 醣類……2.3g
- 蛋白質……0.5g
- 熱量……18kcal
- 膳食纖維……1.7g

○高麗菜
- 醣類……3.4g
- 蛋白質……1.3g
- 熱量……23kcal
- 膳食纖維……1.8g

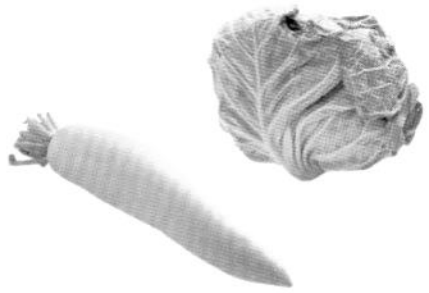

少量 △

△番茄
（約⅔個）
- 醣類……3.7g
- 蛋白質……0.7g
- 熱量……19kcal
- 膳食纖維……1.0g

△胡蘿蔔
（去皮，約⅔根）
- 醣類……6.5g
- 蛋白質……0.6g
- 熱量……37kcal
- 膳食纖維……3.0g

△西洋南瓜
（約⅒個）
- 醣類……17.2g
- 蛋白質……1.6g
- 熱量……93kcal
- 膳食纖維……4.1g

△牛蒡
（約½根）
- 醣類……7.6g
- 蛋白質……1.5g
- 熱量……58kcal
- 膳食纖維……6.1g

△蓮藕
（約⅖節）
- 醣類……13.8g
- 蛋白質……1.3g
- 熱量……66kcal
- 膳食纖維……2.3g

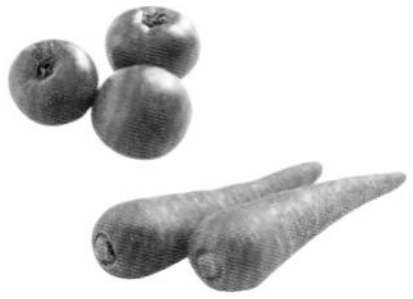

NG ×

×蘋果
- 醣類……13.1g
- 蛋白質……0.2g
- 熱量……54kcal
- 膳食纖維……1.5g

×馬鈴薯
- 醣類……16.3g
- 蛋白質……1.6g
- 熱量……76kcal
- 膳食纖維……1.3g

×地瓜
- 醣類……35.5g
- 蛋白質……1.4g
- 熱量……163kcal
- 膳食纖維……3.5g

×香蕉
- 醣類……21.4g
- 蛋白質……1.1g
- 熱量……86kcal
- 膳食纖維……1.1g

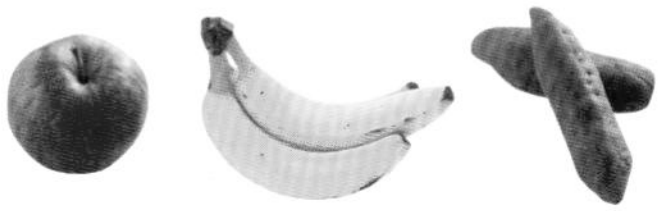

※醣類、蛋白質、熱量、膳食纖維皆為可食用部位100g的平均值。

豆類、黃豆製品、海藻

黃豆製品和海藻中富含礦物質。乾燥的黃豆含醣量較高，可利用水煮烹調！

OK ○

○洋菜凍（約⅔包）
醣類……0g
蛋白質……0.2g
熱量……2kcal
膳食纖維……0.6g

○海蘊（約⅔包）
醣類……0g
蛋白質……0.3g
熱量……6kcal
膳食纖維……2.0g

○海帶芽（乾燥約20g）
醣類……0.1g
蛋白質……2.0g
熱量……17kcal
膳食纖維……5.8g

○炸豆腐（約½片）
醣類……0.2g
蛋白質……10.7g
熱量……150kcal
膳食纖維……0.7g

○傳統豆腐（約⅓塊）
醣類……1.2g
蛋白質……6.6g
熱量……72kcal
膳食纖維……0.4g

○炸豆皮（約3片）
醣類……1.4g
蛋白質……18.6g
熱量……386kcal
膳食纖維……1.1g

○毛豆（約½包）
醣類……4.3g
蛋白質……11.5g
熱量……134kcal
膳食纖維……4.6g

○納豆（約2包）
醣類……5.4g
蛋白質……16.5g
熱量……200kcal
膳食纖維……6.7g

○烤海苔（約33大張）
醣類……8.3g
蛋白質……41.4g
熱量……188kcal
膳食纖維……36.0g

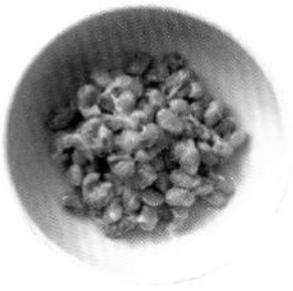
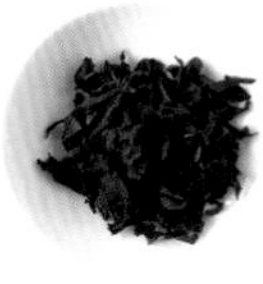
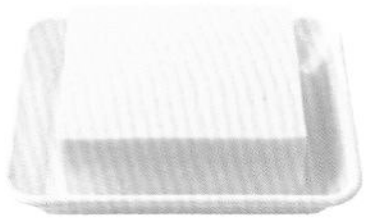
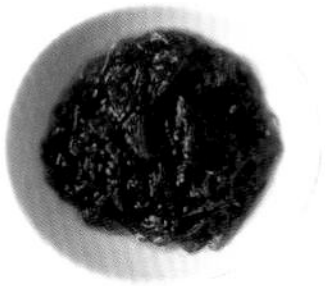

少量 △

△水煮紅豆
醣類……12.4g
蛋白質……8.9g
熱量……143kcal
膳食纖維……11.8g

△生蠶豆（約1杯）
醣類……12.9g
蛋白質……10.5g
熱量……112kcal
膳食纖維……4.0g

△豌豆仁（約25莢份）
醣類……11.3g
蛋白質……5.6g
熱量……98kcal
膳食纖維……5.9g

△鷹嘴豆（約⅔杯）
醣類……15.8g
蛋白質……9.5g
熱量……171kcal
膳食纖維……11.6g

NG ×

×紅豆泥
醣類……48.3g
蛋白質……5.6g
熱量……244kcal
膳食纖維……5.7g

×冬粉
醣類……80.9g
蛋白質……0.2g
熱量……345kcal
膳食纖維……3.7g

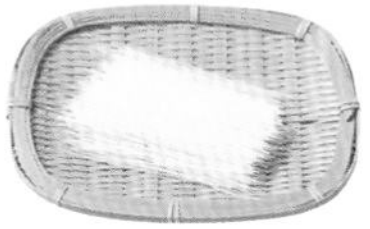

調味料、油脂、酒類

油脂只要善加利用就能成為減重的助力。酒類則應選擇蒸餾酒。

OK ○

○橄欖油
（約8大匙）
- 醣類……0g
- 蛋白質……0g
- 熱量……921kcal

○胡麻油
（約8大匙）
- 醣類……0g
- 蛋白質……0g
- 熱量……921kcal

○威士忌
（約3小杯）
- 醣類……0g
- 蛋白質……0g
- 熱量……237kcal

○燒酎
（約½杯）
- 醣類……0g
- 蛋白質……0g
- 熱量……206kcal

○醣質zero啤酒
（350ml 約⅖罐）
- 醣類……0～0.4g
- 蛋白質……0.3g
- 熱量……40kcal

○奶油
- 醣類……0.2g
- 蛋白質……0.6g
- 熱量……745kcal

○鹽
（約5大匙）
- 醣類……0g
- 蛋白質……0g
- 熱量……0kcal

少量 △

△美乃滋
（約8大匙）
- 醣類……1.7g
- 蛋白質……1.5g
- 熱量……703kcal

△辛口味噌
（約5大匙）
- 醣類……17.0g
- 蛋白質……12.8g
- 熱量……196kcal

△醬油
（約5大匙）
- 醣類……10.1g
- 蛋白質……7.7g
- 熱量……71kcal

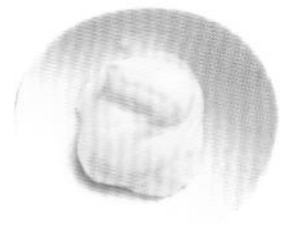

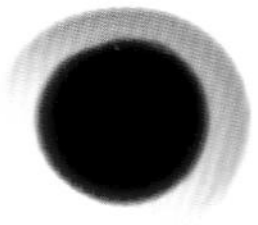

NG ×

×啤酒
- 醣類……3.1g
- 蛋白質……0.4g
- 熱量……46kcal

×紹興酒
- 醣類……5.1g
- 蛋白質……1.7g
- 熱量……127kcal

×日本酒
- 醣類……3.6g
- 蛋白質……0.4g
- 熱量……109kcal

×水果系雞尾酒
- 醣類……8.6g
- 蛋白質……0g
- 熱量……0～50kcal

×味醂
- 醣類……43.2g
- 蛋白質……0.3g
- 熱量……241kcal

×番茄醬
（約8大匙）
- 醣類……25.6g
- 蛋白質……1.7g
- 熱量……119kcal

※乳瑪琳含醣雖為0，但因含有反式脂肪，在RIZAP屬於NG食材。

※醣類、蛋白質、熱量的含量皆為100g含有量。

含醣量意外高的食材
類別前3名

肉、蛋、海鮮類

第1名　甜不辣
第2名　魚糕
第3名　明太子

蔬菜、蕈菇類、水果

第1名　玉米
第2名　胡蘿蔔
第3名　番茄

豆類、黃豆製品、海藻類

第1名　冬粉
第2名　紅豆餡
第3名　鷹嘴豆

調味料、油脂、酒類

第1名　燒肉醬料
第2名　中濃伍斯特醬
第3名　番茄醬

什麼才是RIZAP推薦的食材？

○美乃滋	VS	╳低卡美乃滋
○傳統豆腐	VS	╳嫩豆腐
○洋蔥	VS	╳青蔥
○穀物醋	VS	╳米醋
○紅酒	VS	╳白酒
○椰果	VS	╳粉圓
○明膠	VS	╳洋菜
○杏仁奶	VS	╳米漿

善用調味料讓每餐都吃不膩

燒烤、水煮、清蒸

以調味料的變化開心享受醣類OFF飲食！

進行醣類OFF飲食時，選擇燒烤、水煮、清蒸等簡單的調理方法是鐵則。直接油炸也行，不過天婦羅或裹麵包粉的炸法則是NG。因為麵衣裡頭含有大量的醣類。

做滷菜時，可利用加入高湯等方法，做出低醣類的清淡調味。

調味料則可善加利用，櫻花蝦、海苔、柴魚片、鹽昆布等食材，都是可提升鮮美味道的輔助食材。請多多嘗試各種組合（參照左頁）。

不利於減重的美乃滋若只用於稍微調味是OK的。豬排醬和番茄醬等甜的調味料，則請避免使用。

直接油炸是OK的

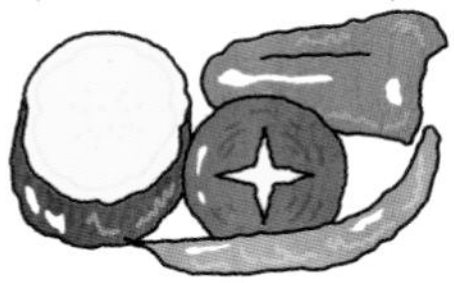

天婦羅和裹麵衣油炸則NG

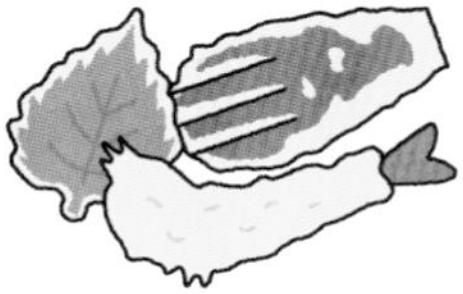

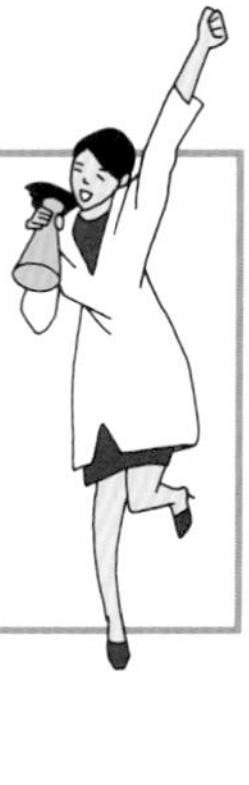

宣稱低熱量的調味料也要小心！

即便在減重，我們也不推薦使用標示低熱量、低脂肪的美乃滋和沙拉醬。雖然減少脂肪，卻相對地含有更多醣類，不可不慎！

多多活用調味料

OK的基本調味料

- ◯辛口味噌
- ◯香草鹽
- ◯橄欖油
- ◯醬油
- ◯天然鹽
- ◯奶油
- ◯醋（穀物醋）
- ◯美乃滋

OK的香辛料

- ◯洋芥末粒
- ◯黃芥末
- ◯薑
- ◯大蒜
- ◯豆瓣醬
- ◯山葵
- ◯咖哩粉

OK的輔助食材

- ◯烤海苔
- ◯櫻花蝦
- ◯梅干
- ◯炒芝麻
- ◯鹽昆布
- ◯青海苔
- ◯柴魚片

多多嘗試變化出吃不膩的味道

組合例 1

◯醬油
+
◯山葵
+
◯烤海苔

組合例 2

◯美乃滋
+
◯咖哩粉

組合例 3

◯咖哩粉
+
◯炒芝麻

組合例 4

◯醬油
+
◯醋
+
◯薑
+
◯橄欖油

組合例 5

◯天然鹽
+
◯洋芥末粒

實踐3

在超商選擇低醣食品的方法

多多善用這些地方

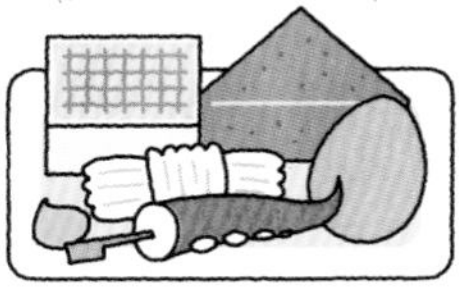

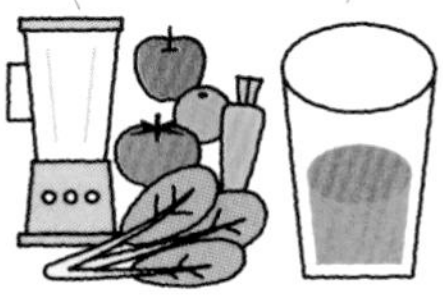

檢查標示食品含醣量的標籤！

在超商或超市裡販賣的熟食和便當，只要仔細選擇，也能選出一套低醣類的菜單。不過，由於熟食裡頭使用了多種食材，的確很難了解含醣量到底是高還是低。這時需要請你確認的，就是商品包裝上頭附有的營養成分和原料標示。

在營養成分標示上頭會有含醣量，看原料標示則可檢查是否使用了高含醣的食材。原料會按照重量大小依序記載。

不需多費工夫調理的低含醣食品有，水煮蛋、涼拌豆腐、關東煮（魚漿類製品除外）等。也可購買不附醬汁的沙拉，再自己撒上芝麻或海苔。

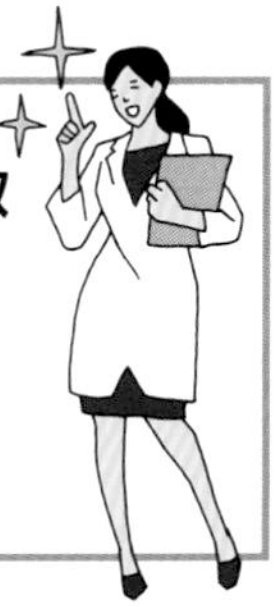

蔬菜不要用喝的，而是靠吃的攝取

許多人喝果菜汁取代吃菜，但這習慣不可不慎。果菜汁裡也會加入水果，含醣量甚至可能超過10公克！番茄汁也一樣。

看食品標示確認含醣量！

選擇低含醣食品時，要確認營養成分和原料中是否含醣，以及含量多寡。

看營養成分標示就知道含醣量！

如果食品營養成分標示中沒有記載含醣量，就從碳水化合物的總量中減去膳食纖維量。這個數字就會是醣類的含量。若還是不清楚，可詢問製造廠商。

[營養成分的標示範例]

營養成分標示（每包）			
熱量（kcal）	155	膳食纖維（g）	1.4
蛋白質（g）	3.6	鈉（mg）	1.3
脂質（g）	5.9	鹽份攝取量（g）	3.3
醣類（g）	21.1		

確認高含醣的食材與甜味料的種類！

商品含醣量高不高，看食材也能知道。砂糖、麵粉、馬鈴薯等，都是含醣量高的食材。甜味料則請選擇天然成分。

[原料的標示範例]

●品名　中華涼麵

●成份　麵（小麥粉、食鹽、還原麥芽糖）、調味包［蘋果醋、果糖葡萄糖糖漿、醬油、食鹽、糖類（砂糖）、植物油脂（菜籽油、芝麻油）、濃縮蘋果果汁、雞肉萃取物、濃縮檸檬汁］、食用酒精、鹼水（碳酸鉀和碳酸鈣的加水混合物）、調味劑（L-麩酸鈉）、焦糖色素、檸檬酸、食用色素（黃梔子）］。

吃不胖的外食方法

聰明實踐醣類ＯＦＦ

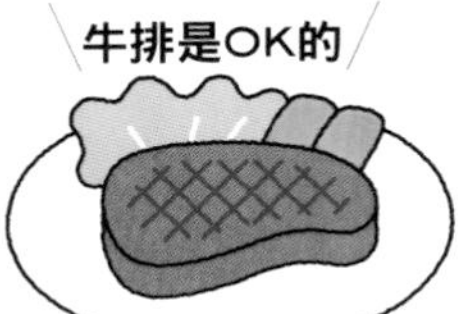

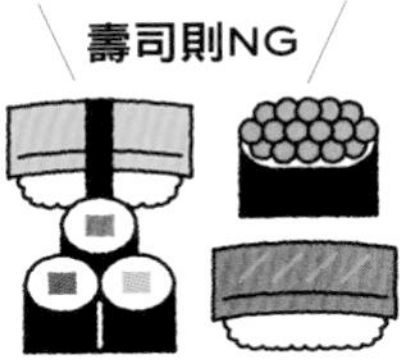

西餐和鍋物是適合醣類ＯＦＦ的料理

漢堡排與牛排等西餐，很少會像日本料理使用砂糖和味醂，可說是適合醣類ＯＦＦ的料理。大量使用橄欖油的義式料理，也有許多諸如生火腿、生肉冷盤、肉和魚類的燒烤等餐點，值得推薦在減重期間吃。不過，麵包當然不用說，義大利麵、披薩、焗烤、焗飯都要避免。薯條和薯泥等配菜也一樣。

此外，請停下往壽司店和豬排店的腳步。

鍋物則可同時攝取大量葉菜類和蛋白質，是最為適當的料理。

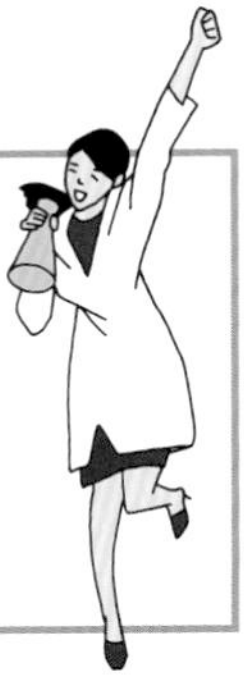

中華料理中點心和勾芡類都NG

中華料理總是讓人點菜時很迷惘。炒青菜、韭菜炒豬肝等炒過又勾芡的料理要多多避免（譯註：日本的中華料理作法）。餃子和春卷皮也都要注意。最好還是不要對點心出手比較保險。

不同類型的外食吃法

外食的時候要注意。聰明點菜實踐醣類OFF！

在日式定食店

建議點烤魚或生魚片！用小菜調整份量

烤魚配味噌湯的日式定食實在是很健康的食物。不過要避免吃飯，點餐時可向店家表明不要白飯。比起紅燒，生魚片或烤魚更好。肉類則選擇以鹽、胡椒、醬油等簡單調味的菜單。去掉主食略感份量不足時，可點些豆腐、燙青菜等小菜。

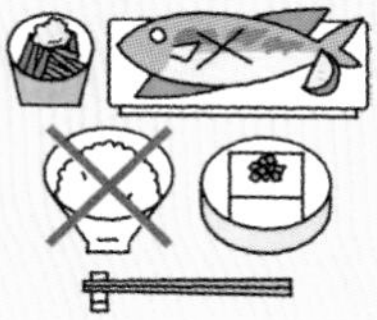

在燒肉店

肉類蘸鹽吃！內臟屬於高醣質食材

其實吃燒肉也OK！不過，牛小排和里肌肉都請點鹽味。烤肉醬裡有大量的醣類！泡菜裡也富含醣類，最好避免。內臟類為了去腥會淋酒，而且經常使用味醂和砂糖調味，把它當成高醣食材就對了。

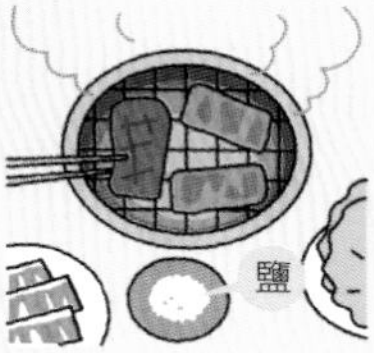

在家庭餐廳

要留意高醣類的配菜！多吃點可攝取蛋白質的沙拉

不要點套餐，自己單點搭配比較能兼顧減重時所需的營養均衡。點沙拉時，選擇有蛋、火腿等蛋白質來源的品項。炸物和甜甜鹹鹹的菜色，以及加了法式多蜜醬汁、白醬的單品還是不點為妙。也要小心根莖類、義大利麵、玉米等配菜。

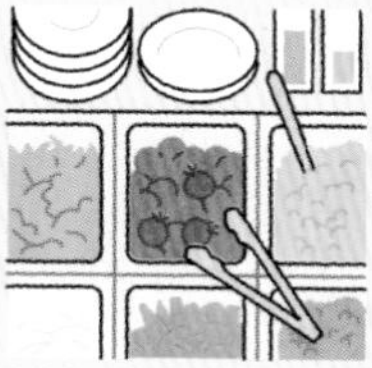

在速食店

小心飲料！碳酸飲料都NG

說到速食的代表非漢堡莫屬，不過麵包是NG食材，所以請點沙拉等配餐。此外，在速食店還需留意飲料。碳酸飲料和果汁類都含有大量醣類所以NG。無糖的紅茶和咖啡雖然OK，但因為含有咖啡因，還是要酌量。

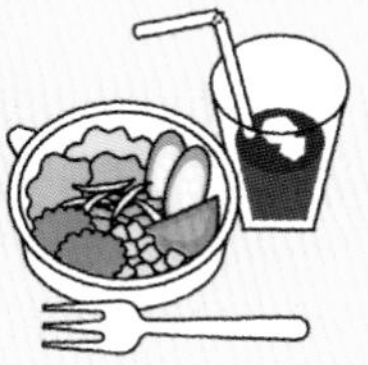

實踐5

減重中也能盡興

飯局上的喝法和吃法

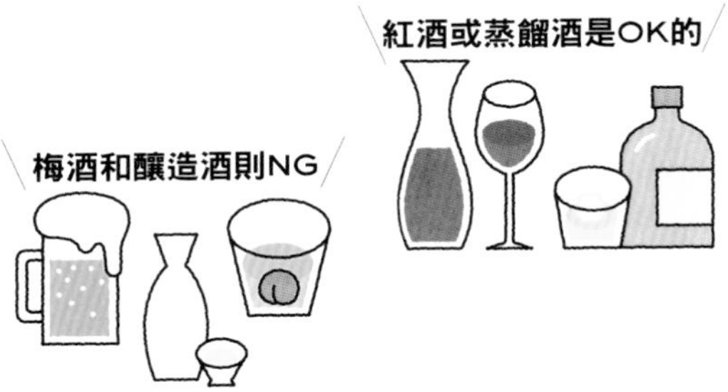

要喝就喝蒸餾酒，下酒菜選擇低醣菜單

在醣類ＯＦＦ飲食中，若選擇燒酎、威士忌、龍舌蘭酒等蒸餾酒，即便飲酒也無大礙。（未成年禁止飲酒，喝酒不開車，開車不喝酒）。

不過，要小心別喝過頭。一旦喝多了，就會對雕塑身材造成阻礙，例如破壞肌肉、減弱肝臟功能、讓飽足感中樞遲鈍，進而吃得太多……。

此外，酒精有利尿作用，會從身體奪走必要的水分。

日本酒、啤酒、紹興酒等釀造酒都含有醣類，最好避免。下酒菜則可參考左頁，貫徹醣類ＯＦＦ的精神。

紅酒OK，梅酒則NG！

要喝葡萄酒，紅酒會比白酒好。請選擇含醣量較少的Dry酒款。梅酒含有豐富醣類，不喝為妙。此外，無酒精飲料未必不含醣，也要多多留意！

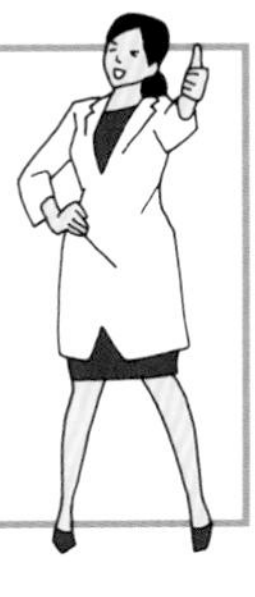

聰明選擇居酒屋料理

去居酒屋可以單點，十分方便。選擇時要注意調味和料理方法。

吃了也OK的菜單

◎烤魚

最佳選擇是鹽烤。西京燒和照燒等作法，都有使用味醂之類的含醣調味料。

◎生魚片

赤身、白肉魚、貝類、甲殼類都OK。白蘿蔔絲的含醣量略高，盡量少碰。

◎玉子燒

蛋料理也是優良的蛋白質來源。選擇調味不甜，以高湯為主味的玉子燒。

◎沙拉

根莖類中含有較多醣類，請選擇葉菜類的沙拉。不要選油醋醬，最好搭配美乃滋。

◎烤雞串

甜鹹醬汁中含有大量醣類。不要選醬燒，而是點鹽烤。雞胗和雞肝都是OK食材。

◎涼拌豆腐和湯豆腐

低熱量，非常健康。蘸鹽或醬油，吃得清淡一點。

◎粗絞香腸

富含蛋白質的低醣食品。附有麵衣的炸熱狗則是NG菜單！

◎燙青菜

葉菜類都是含有豐富維生素又低醣的食材。

◎毛豆

居酒屋料理的經典菜色。低熱量又高蛋白質，膳食纖維也很豐富。

◎油豆腐

簡單烤一烤的作法最理想。淋上醬油或七味粉享用。

需要留意的菜單

╳馬鈴薯沙拉

薯類中含醣量高的馬鈴薯，熱量也很高。

╳奶油玉米

雖然膳食纖維豐富，但玉米屬於高醣食材，是最好能避就避的菜色。

╳燉內臟

即便含有高蛋白質，因為用甜鹹調味料燉煮，醣類含量也很高。

╳味噌黃瓜

雖然小黃瓜是低醣食材，蘸上梅肉後就會變成高醣食品。

寫給忙碌到無法好好吃飯的人

營養補給品的聰明吃法

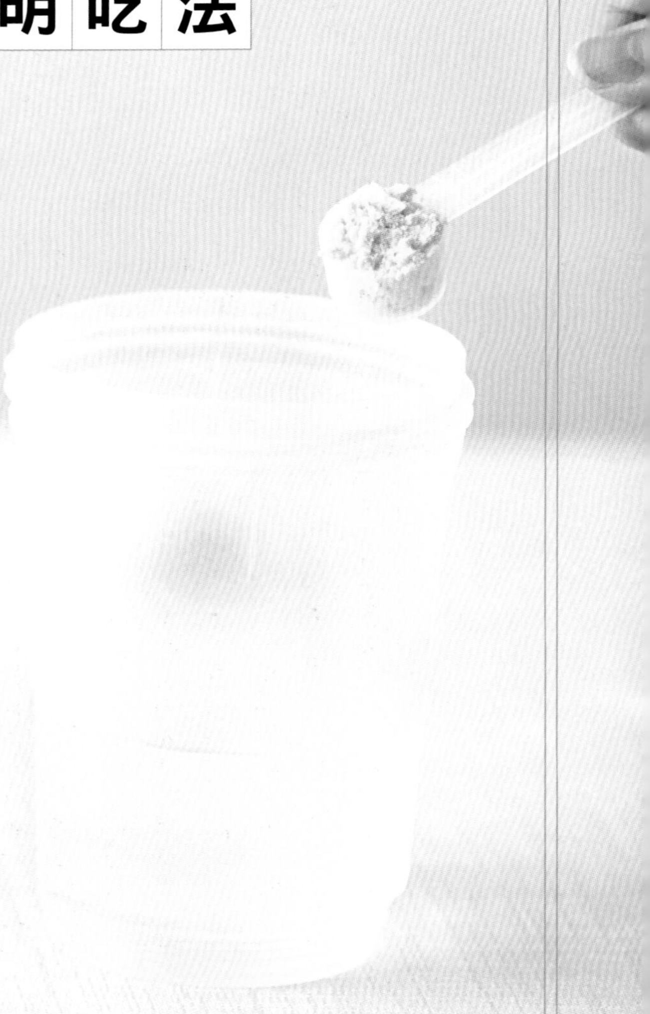

用高蛋白補充蛋白質

進行醣類OFF飲食的過程中，如果你是忙到無

聰明攝取這3種補給品

1 抑制醣類吸收的補給品

喜歡醣的人，無論如何都會偏重攝取醣類。這時不妨利用可抑制醣類吸收的補給品來彌補。相關成分為武靴葉萃取物、五層龍萃取物等。

2 改善腸內環境的補給品

要有效率地吸收減重過程中必須的營養素，改善腸內環境非常重要。進食量變小，膳食纖維也會跟著缺乏，建議可用乳酸菌補給品來補足。

3 燃燒系補給品

體脂率高的人、肌肉量少的人，還有身高較矮的人，代謝率都會偏低，不容易發揮減重效果。建議服用能提高代謝率的燃燒系補給品。相關成分為辣椒素、胺基酸等。

法規律用餐、或者因此看不太出減重效果的人，我們推薦你利用高蛋白和營養補給品。由於缺乏蛋白質，所以需要補充。在睡前或取代點心服用，效果最為顯著。

說到蛋白質與運動的關係，在訓練後的30分鐘內和隔天早晨，為了修補肌肉，身體需要大量的蛋白質。需要有效率地補充蛋白質。

此外也可選擇適於低醣減重法的營養補給品（參考上方），也會很有效果。

COLUMN

聽聽RIZAP的
營養師芦野小姐
怎麼說！

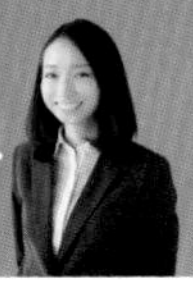

RIZAP的員工，平常都吃些什麼？

RIZAP的所有員工在研習RIZAP式瘦身法的時候，都會實際體驗醣類OFF飲食和肌肉訓練等課程。我們相信這樣一來，才能對會員的心情感同身受。此外，藉由從中獲得的深奧知識和打造不易胖體質的生活習慣，在結束研習後的日常生活中也會時時留意健康管理。

我經常被問到的是，「有點饞的時候怎麼辦？」在RIZAP式的方法中，吃點心是OK的！但鐵則是，要留意吃的份量和內容。我手邊經常準備著在超商可以輕鬆買到的乳酪、杏仁、水煮蛋。乳酪和蛋是優良的蛋白質來源，杏仁則含有維生素、礦物質和膳食纖維，而且熱量比核桃低，我非常推薦。午餐則自己帶便當，或者外食的時候去掉主食，有各種變化。配合自己雕塑體態的過程，有時也會攝取醣類。便當的內容則一定是沙拉搭配雞肉等蛋白質來源。公司內的迎新、歡送會上經常會叫外燴，像是鴨胸和沙拉之類。我也常會把配菜的炸薯條移到別的盤子去。若要在餐廳辦飯局，我會選擇烤雞串店或燒肉店。乾杯的時候則不是「總之先喝啤酒※1」，而是醣類OFF的「High Ball※2！」

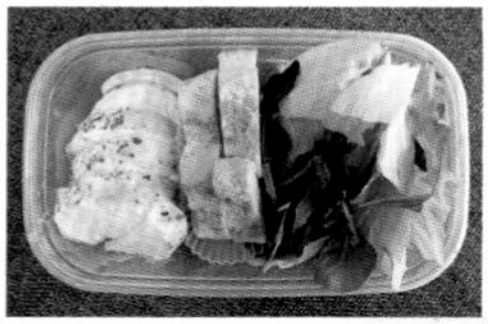

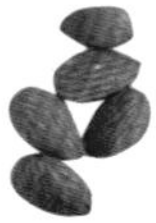

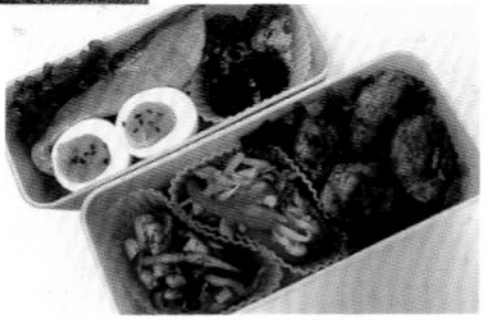

※1 日本人在飯局上喝酒，第一輪習慣統一點生啤酒。
※2 用威士忌加蘇打水調成的調酒。

PART 3

邊吃邊瘦的低醣食譜

收錄在早餐時段大為活躍的預製湯品、
蔬菜滿滿的RIZAP式食物，
還有富含蛋白質的配菜等42道食譜！

早晨忙碌就先做起來放！

用湯品好好吃頓早餐

妥善利用湯底，早晨就享用加入大量富含蛋白質食材的湯品！

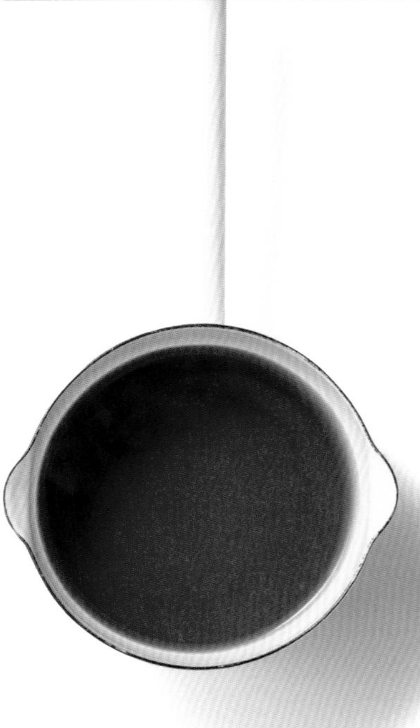

日式湯底

■ 材料（2人份）

日式高湯……1又½杯
酒……1小匙
醬油……1又½大匙

■ 作法

將日式高湯倒入鍋中，開中火，待沸騰後加入酒和醬油，攪拌均勻。

醣類	1.5g	蛋白質	1.8g
熱量	17kcal	脂質	0.2g

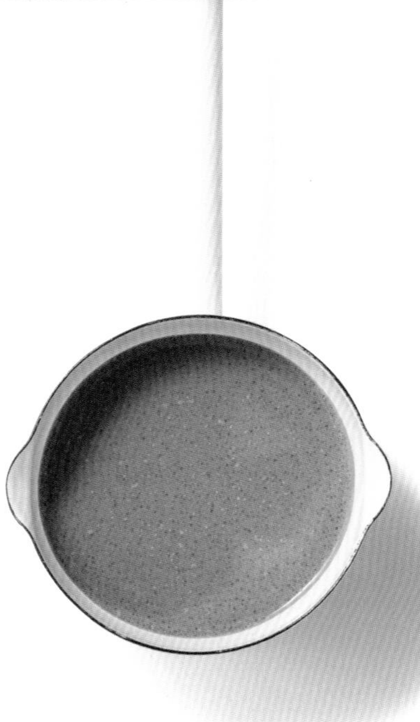

咖哩湯底

■ 材料（2人份）

鮮雞粉……約1顆雞湯塊的量（4g）
和風麵露（2倍濃縮型）……2大匙（30g）
咖哩粉……1小匙（5g）

■ 作法

將1又½杯水倒入鍋中，開中火，待沸騰後加入鮮雞粉和咖哩粉，攪拌均勻。

醣類	4.2g	蛋白質	1.0g
熱量	28kcal	脂質	0.4g

※本書1杯皆為200ml，營養成分標示皆為1人份。

請務必做著備用！

4種湯底

這4種湯底的醣類含量都很低。
可在味道上做變化，
讓每天早上喝湯的生活不致煩膩。

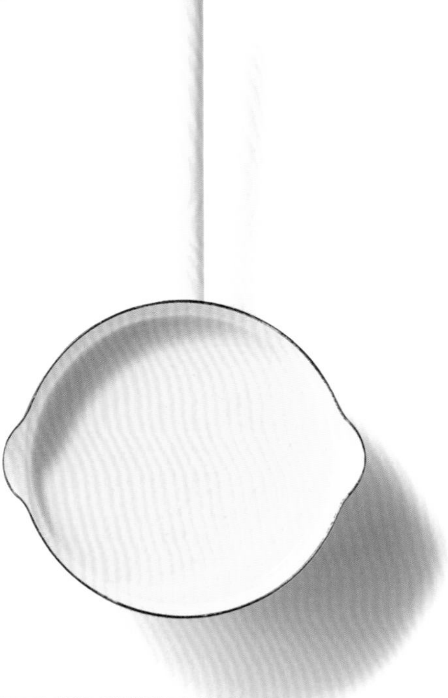

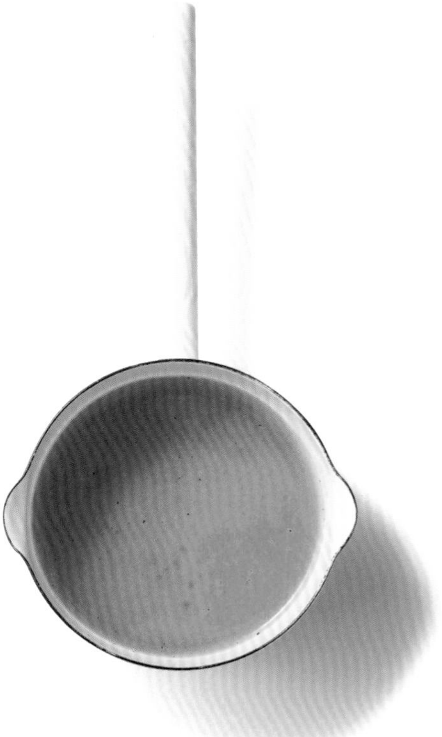

豆漿濃湯湯底

材料（2人份）

清漿（無糖豆漿）……1杯
鮮雞粉……約1顆雞湯塊的量（4g）
鹽、胡椒……各少許

作法

將1又½杯水、清漿、鮮雞粉倒入鍋中，注意不要煮到大滾，待鍋中清漿開始冒泡，用鹽和胡椒調味。

醣類	3.9g	蛋白質	3.9g
熱量	52kcal	脂質	2.2g

雞湯湯底

材料（2人份）

鮮雞粉……約1顆雞湯塊的量（4g）
醬油……½小匙
胡椒……少許

作法

將1又½杯水倒入鍋中，開中火，待沸騰後加入鮮雞粉和醬油，用胡椒調味。

醣類	1.1g	蛋白質	0.3g
熱量	6kcal	脂質	0.1g

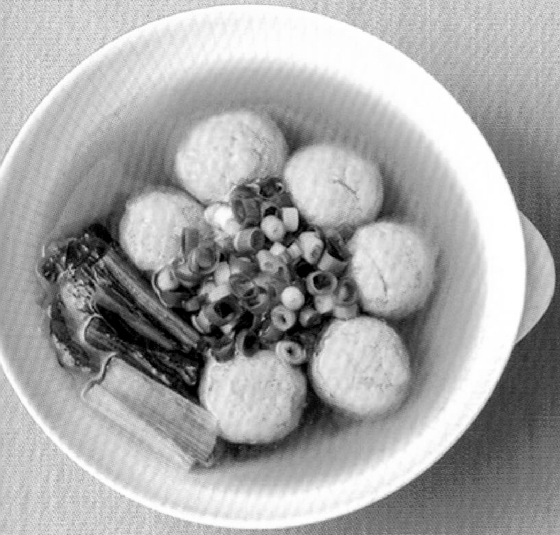

加入湯料就完成了！

充滿蛋白質的湯品

建議用作湯料的食材，
是肉類和豆腐等蛋白質來源。
喝了能暖和身體，代謝率也隨之提升。
蔬菜類可補充維生素和膳食纖維。
湯料預先冷凍或冷藏保存就很方便。

雞肉精華提鮮，對身體十分溫和的味道

雞肉丸子湯

■ 材料（2人份）

日式湯底……3杯
雞絞肉……150g
豆腐渣……50g
小松菜……2株
青蔥……2根

■ 作法

1 大碗內放入雞絞肉和豆腐渣，仔細攪拌均勻，搓成丸子狀，放入滾水中煮熟。
2 小松菜切成3cm長，青蔥切成蔥花。
3 鍋中放入日式湯底，加入1和小松菜煮滾。
4 裝入湯碗，撒上蔥花。

醣類	5.3g	蛋白質	21.0g
熱量	196kcal	脂質	7.5g

湯料選這個！

除了雞肉，還選用醣類含量比豆腐低的豆腐渣。也可充分攝取膳食纖維。

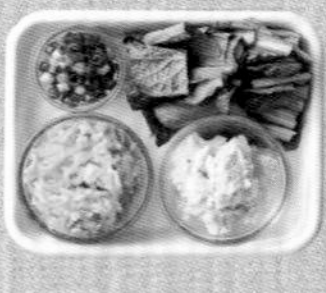

富含有助燃燒脂肪的維生素B_1！

豬肉咖哩湯

■ 材料（2人份）

咖哩湯底……3杯
豬里肌肉薄片……200g
白菜……50g
菠菜……2株

■ 作法

1 豬肉切成容易入口的大小。
2 白菜切成3cm長，菠菜切成長3cm的小段。
3 鍋中放入咖哩湯底，加入所有湯料，煮到豬肉全熟為止。

醣類	8.0g	蛋白質	21.8g
熱量	320kcal	脂質	20.0g

湯料選這個！

豬肉是有助燃燒脂肪的維生素B_1寶庫。菠菜和白菜中也富含可提升免疫力的成份。

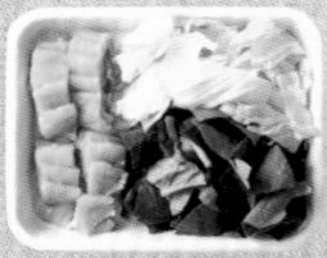

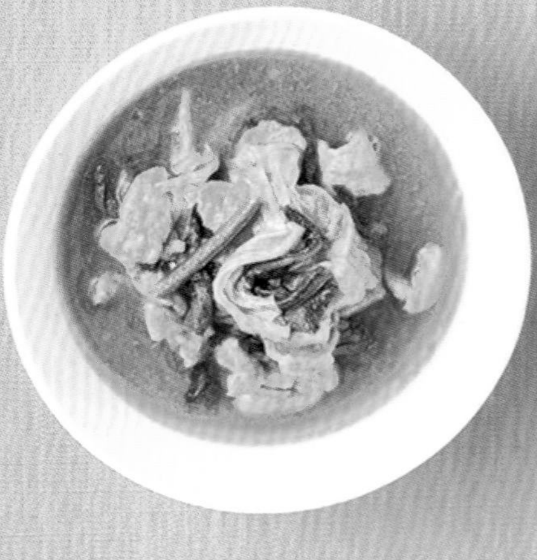

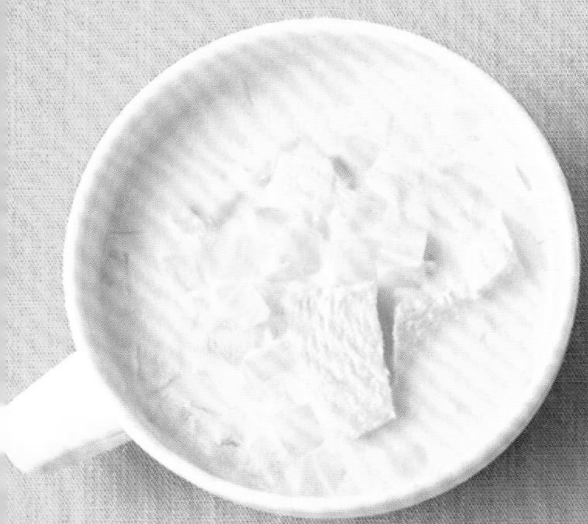

用雞肉和豆漿大量補充蛋白質

雞肉滿滿豆乳湯

■ 材料（2人份）

豆漿濃湯湯底……3杯
雞胸肉……1片（200g）
高麗菜……¼個（100g）
洋蔥……¼個
鹽……1大匙

■ 作法

1 雞胸肉先去皮。高麗菜及洋蔥切成1cm見方的小丁。
2 鍋中倒入可淹過雞肉的水，並撒入鹽，攪拌均勻後放入雞肉，開火。沸騰後把火關掉，蓋上鍋蓋燜10分鐘。取出雞肉，切成適口大小。
3 另取一鍋，倒入豆漿濃湯湯底、高麗菜、洋蔥煮滾，放入雞肉再加熱片刻。

醣類	10.0g	蛋白質	30.5g
熱量	224kcal	脂質	5.7g

湯料選這個！

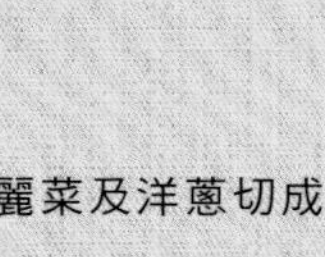

雞胸肉的脂肪含量低，是健康食材。高麗菜除了含有維生素C，還含有幫助腸胃功能的維生素U。

加入植物性蛋白質的纖維湯品

豆腐蔬菜雞湯

■ 材料（2人份）

雞湯湯底……3杯
嫩豆腐……⅓塊（100g）
高麗菜……¼個（100g）
紅甜椒……½個
綠花椰菜……20g

■ 作法

1 高麗菜及去籽去蒂的紅甜椒都切成1cm見方的小丁。綠花椰菜、豆腐則切成適口大小。
2 鍋中放入雞湯湯底，加入高麗菜、紅甜椒、綠花椰菜，煮到蔬菜變軟，再放入豆腐略煮片刻。

醣類	6.8g	蛋白質	4.4g
熱量	66kcal	脂質	1.9g

湯料選這個！

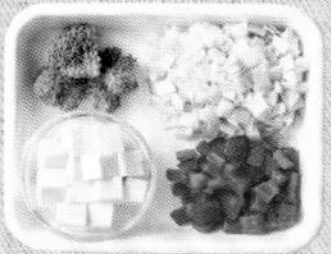

紅甜椒和綠花椰菜等深色蔬菜，都富含具有抗氧化功能的β胡蘿蔔素，還可促進血液循環。

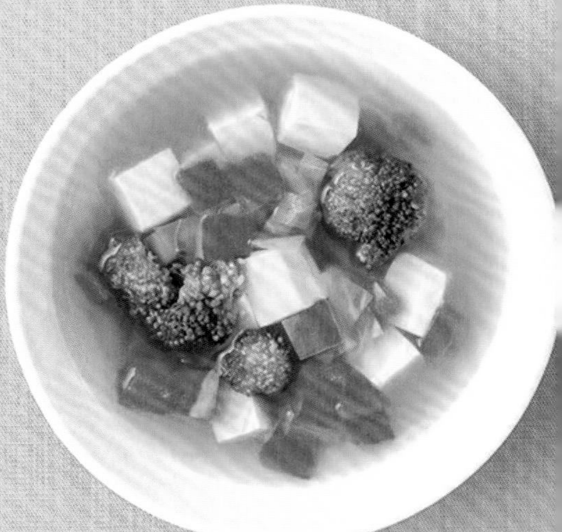

預先製作
湯底的保存與活用技巧

一次製作大量湯底再分裝冷凍，就很方便。

保存技巧

做好的湯底先放涼，分裝成單次用量後冷凍

冷凍時，可使用夾鏈袋或冷凍袋。把單次用量冷凍起來，每次都剛好用掉1包，非常輕鬆。冷凍的湯底請在1個月內用完。除了58～59頁的湯底外，也可用於保存味噌醬。

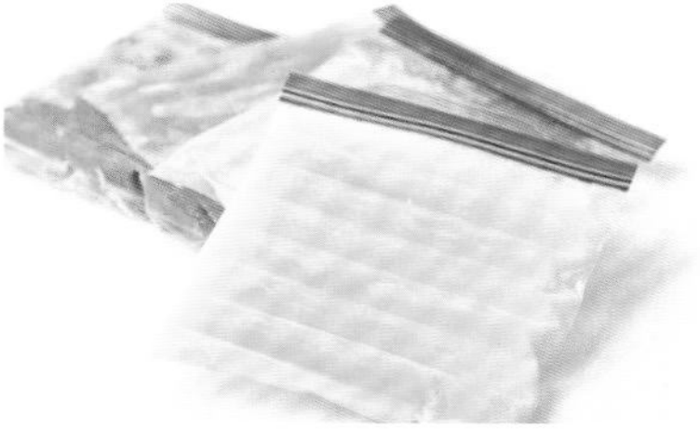

事先準備多種湯底冷凍起來，享受各種口味。

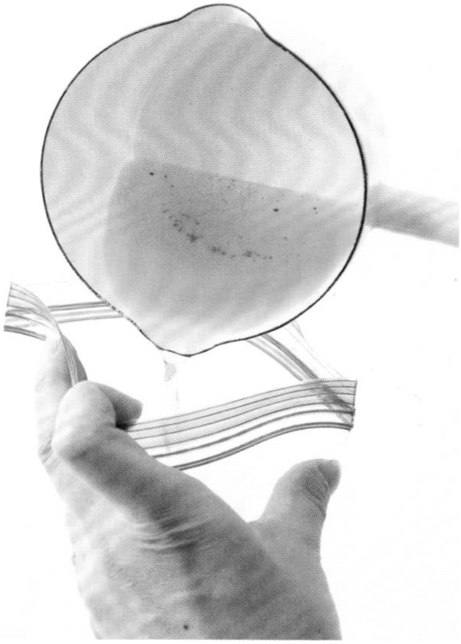

湯底倒入保存袋中，擠光空氣再冷凍。

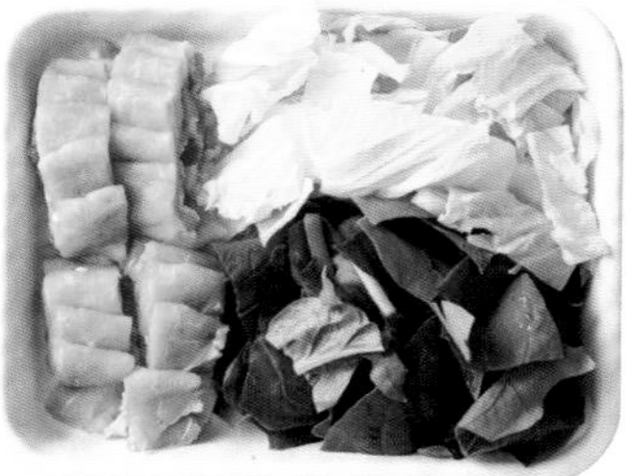

湯料切好再保存就很方便。

湯料和湯底一樣，事先保存起來就很便利。前一晚先把材料切好冷藏，早上就完全不費工夫。

活用技巧

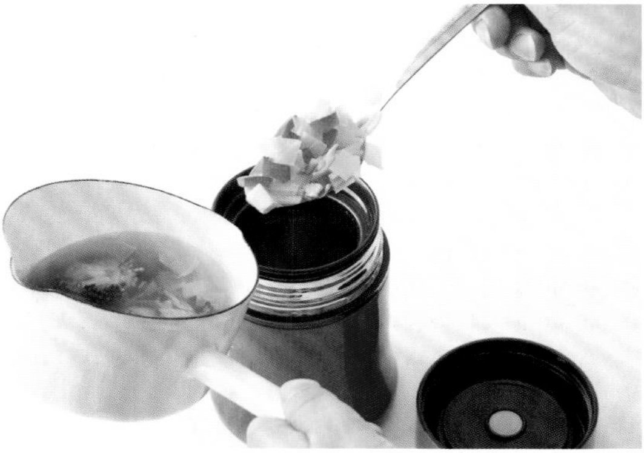

早上用小鍋子煮1人份，直接裝入保溫罐中。

早上做好的湯趁熱放入保溫罐中

應該有許多人帶便當時也會準備保溫湯罐。早上吃剩的湯，直接放入湯罐裡當午餐的配湯。

湯料和冷凍湯底只要微波一下就行

把湯料裝入保鮮盒，再放入掰碎的冷凍湯底，送進微波爐「叮」一下！這樣就完成一道湯品了。照片是61頁的豆腐蔬菜雞湯。用600W的電磁爐加熱6分鐘再拌勻就OK。

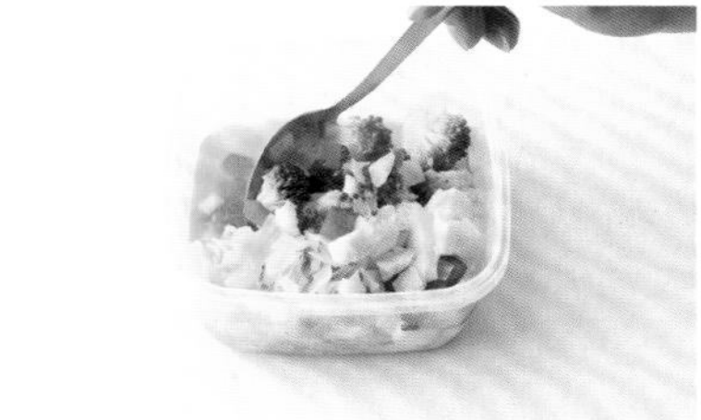

如果食材仍然偏硬，就再加熱到喜歡的軟度。

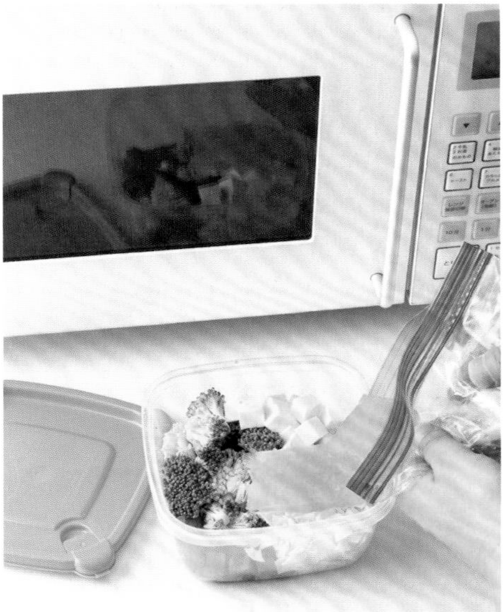

建議使用較大的保鮮盒。圖為1人份的量。

聰明善用油跟醋

喝湯時若嫌油脂不夠，不妨先滴少許胡麻油或橄欖油。加醋時，避免使用米醋或黑醋等醣類含量高的醋，盡量選擇穀物醋。

在蔬菜或海藻上頭放上蛋白質食材

特製RIZAP PLATE

營養非常均衡！撒上鹽或淋上橄欖油簡單享用。

柔嫩口感和芝麻風味提升了美味

雞里肌PLATE

■ 材料（2人份）

雞里肌……2條
炒白芝麻……5g
鹽……1小匙
A 嫩生菜……30g
紅甜椒（切絲）……½個
綠花椰菜（汆燙過的）……50g
萵苣……100g

■ 作法

1 鍋中倒入可淹過雞肉的水並撒入鹽，攪拌均勻後放入雞肉，開火。沸騰後把火關掉，蓋上鍋蓋燜10分鐘，取出放涼。
2 盤子內鋪上A再擺上1，撒上芝麻。
※享用時淋上橄欖油和鹽。

醣類……3.3g	蛋白質……13.8g
熱量……94kcal	脂質……2.0g

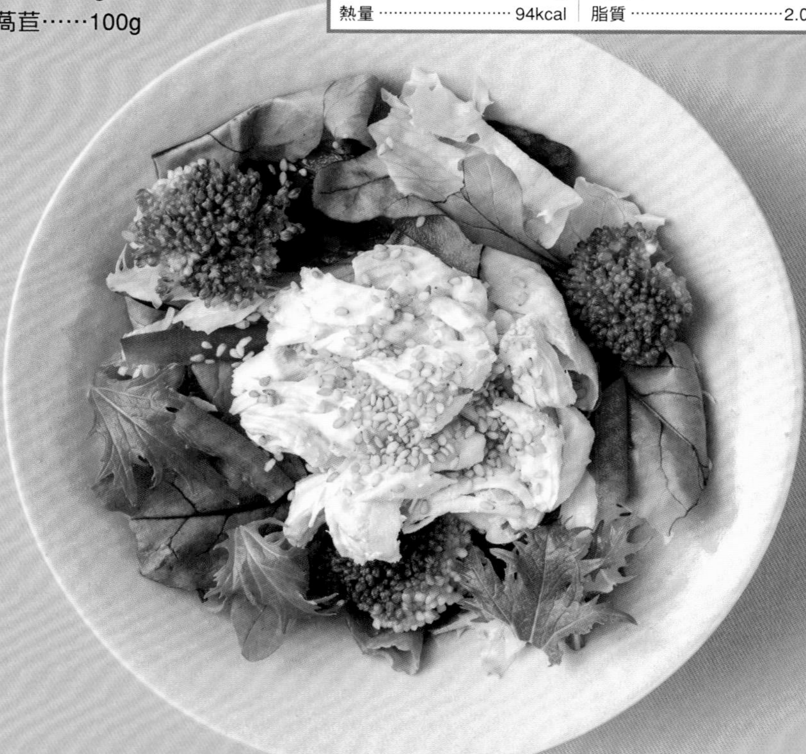

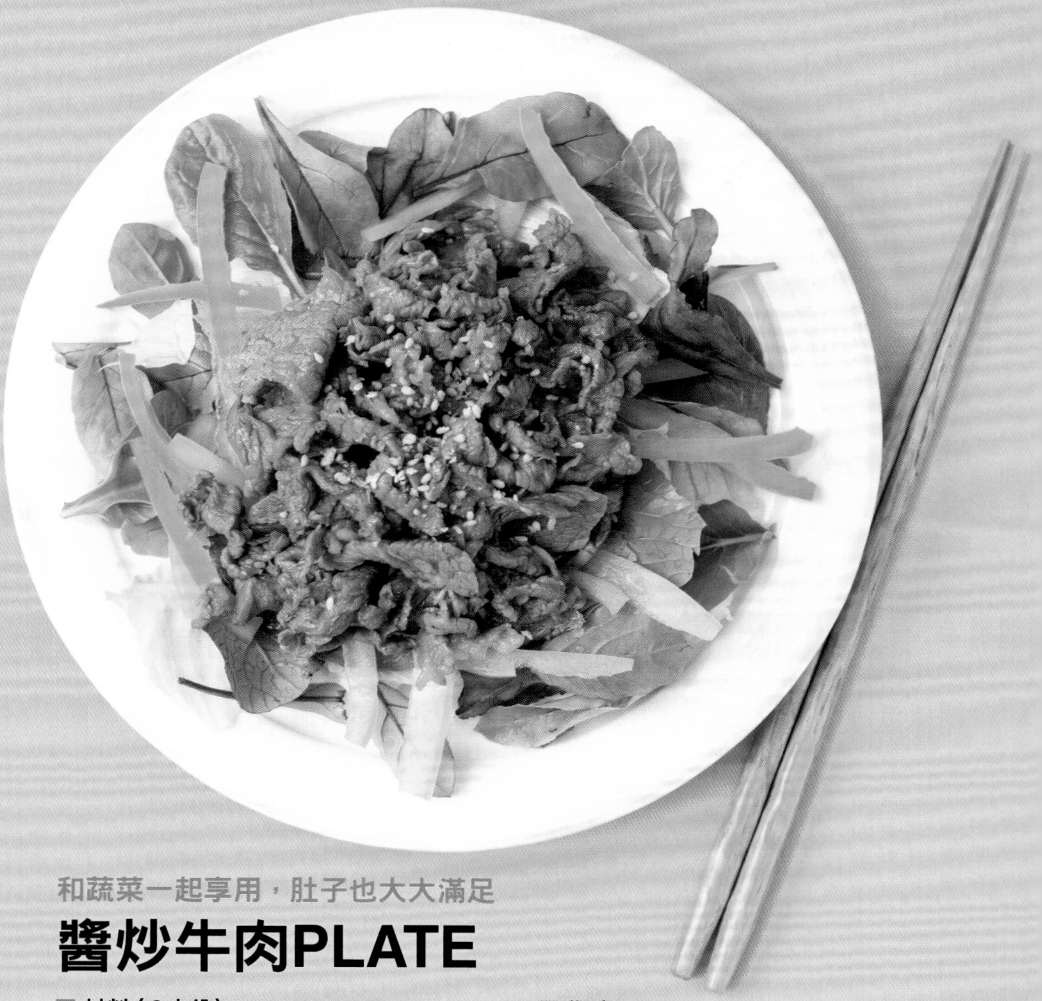

和蔬菜一起享用，肚子也大大滿足

醬炒牛肉PLATE

■ 材料（2人份）

牛肉（薄片）……200g
炒白芝麻……少許（2g）
調理用油※……1小匙
A 醬油……1又½大匙
LAKANTO S※……1大匙
胡麻油……1小匙
薑（磨泥）……½小匙
大蒜（磨泥）……½小匙
B 黃甜椒（切絲）……¼個
橙甜椒（切絲）……¼個
嫩生菜……30g

■ 作法

1 牛肉切成適口大小。大碗中放入調味料A攪拌均勻。
2 平底鍋中放入調理用油，快炒牛肉，待牛肉變色倒入1的調味料，讓整體入味，炒到湯汁收乾。
3 盤子內鋪上B再擺上2，撒上芝麻。

醣類	6.3g	蛋白質	19.0g
熱量	343kcal	脂質	25.4g

※RIZAP推薦橄欖油和椰子油。
※LAKANTO S是以天然素材赤蘚醇為主要成分的天然甜味料商品，台灣也稱其為羅漢果代糖。

用對身體有益的橄欖油增添風味

海鮮PLATE

■ 材料（2人份）

蝦……80g
章魚……100g
鮪魚……100g
萵苣……200g
海帶芽（乾燥）……5g
綜合海藻（乾燥）……5g

■ 作法

1 海帶芽和海藻用水泡發，切成適口大小。萵苣用手撕碎。
2 蝦子燙熟後切成適口大小。
3 章魚切成一口大小，鮪魚切成1cm見方的小丁。
4 盤子內鋪上1，用2和3擺盤。
※享用時淋上橄欖油。

醣類	2.2g	蛋白質	32.9g
熱量	164kcal	脂質	1.5g

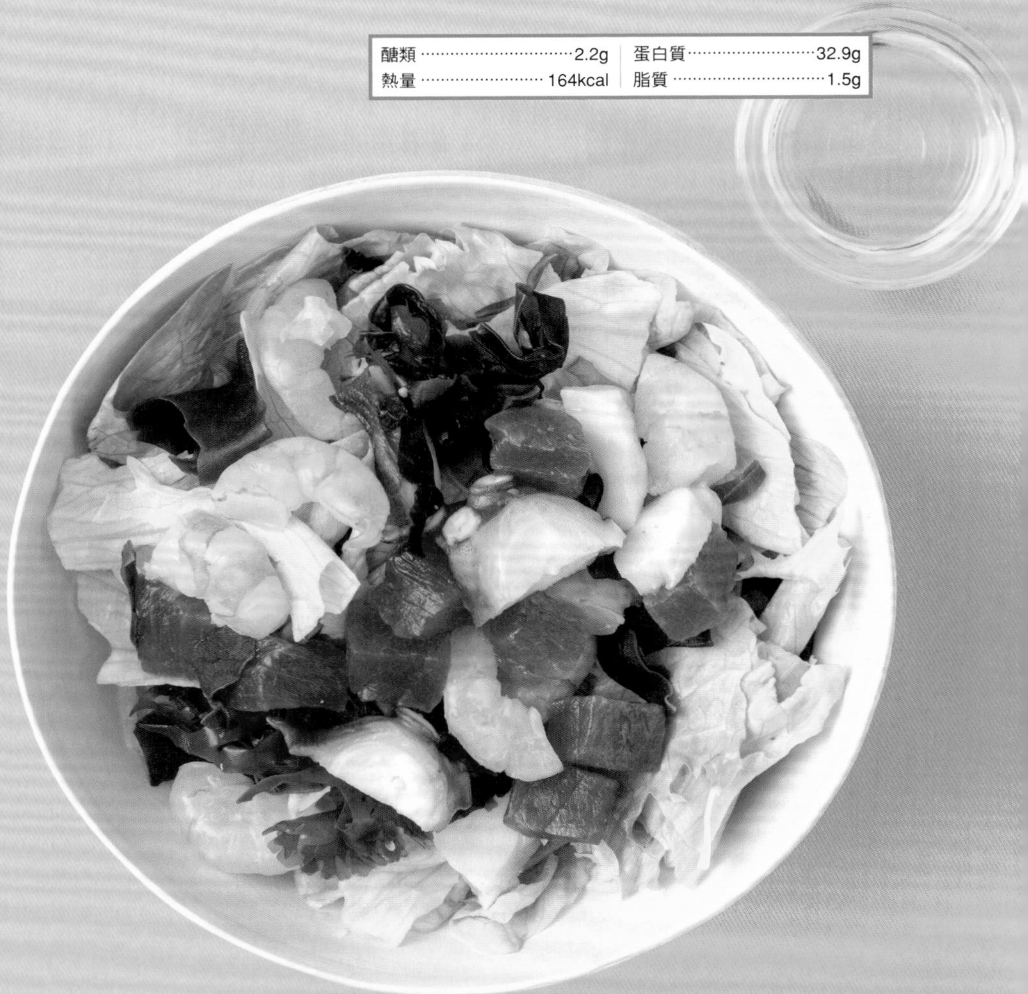

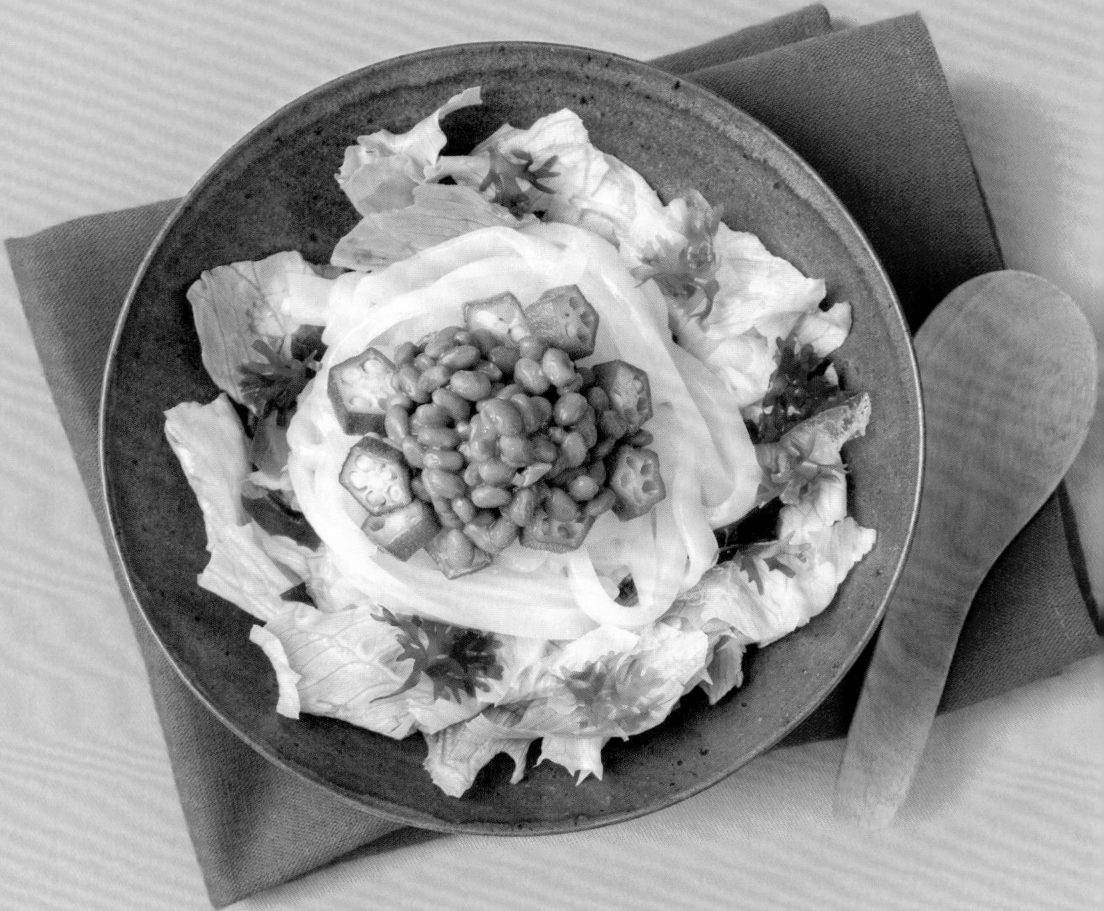

用納豆和秋葵徹底補給膳食纖維

黏黏PLATE

■ 材料（2人份）

納豆……1包（50g）
醬油……2小匙
秋葵……3根
墨魚生魚片……100g
萵苣……200g
綜合海藻（乾燥）……5g

■ 作法

1 萵苣用手撕碎，海藻用水泡發，切成適口大小。
2 納豆先與醬油拌勻。秋葵用滾水快速汆燙過放涼，切成小丁。墨魚切成寬5mm的絲。
3 盤子內鋪上1，再擺上2。
※享用時淋上橄欖油和少許鹽。

醣類……4.1g	蛋白質……14.8g
熱量……118kcal	脂質……3.2g

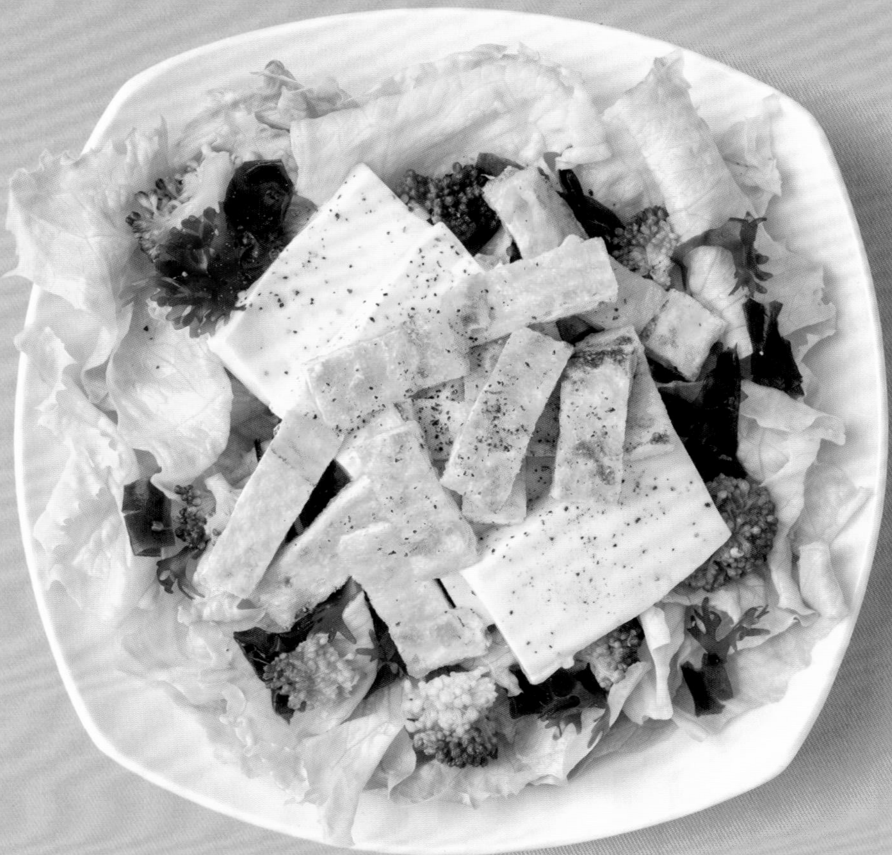

植物性蛋白質的組合餐

田裡肉PLATE

■ 材料（2人份）

炸豆皮……1塊
嫩豆腐……1/3塊（100g）
黑胡椒……少許
萵苣……150g
綜合海藻（乾燥）……5g
綠花椰菜……50g
　也可選擇喜歡的蔬菜或海藻

■ 作法

1. 海藻用水泡發，切成適口大小。萵苣用手撕碎，綠花椰菜則燙熟。
2. 豆腐切成適口大小。
3. 炸豆皮用熱開水略微沖過，洗去多餘油份，縱切對半後再切成寬1cm的粗條，用平底鍋乾煎至金黃。
4. 盤子內鋪上1，再擺上2和3，撒上黑胡椒。

※享用時淋上橄欖油和少許鹽。

醣類	2.9g	蛋白質	9.9g
熱量	165kcal	脂質	11.7g

請淋在RIZAP PLATE上享用！

三兩下就做好！原創淋醬

RIZAP的營養師傳授，日、西、中式的特製淋醬。
不只可用於RIZAP PLATE，用於沙拉也很適用！

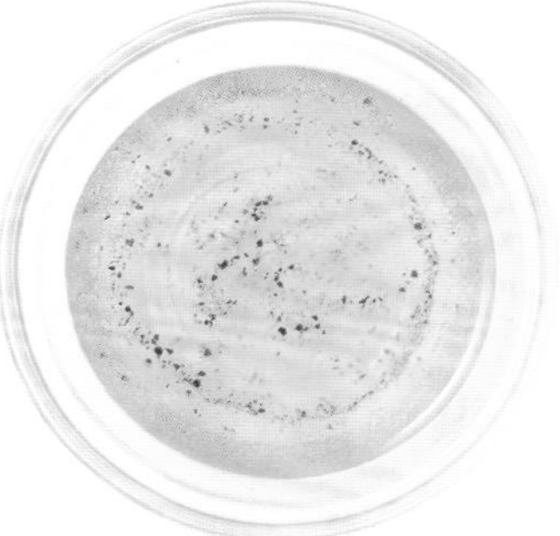

務必要學的經典

橄欖油淋醬

■ 材料（便於製作的份量）

橄欖油……3大匙
醋……1大匙
鹽……½小匙
黑胡椒……¼小匙
檸檬汁……少許

■ 作法

在大碗中放入所有材料攪拌均勻。

醣類	0.1g
熱量	167kcal
蛋白質	0g
脂質	18.0g

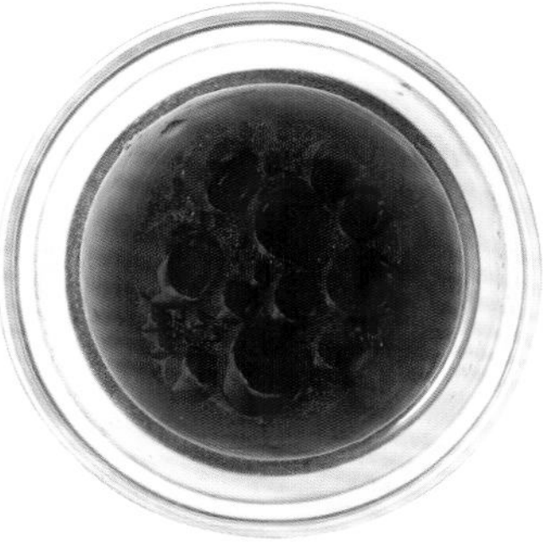

利用醋調成中華風味

油淋雞風味淋醬

■ 材料（便於製作的份量）

醋……½大匙
LAKANTO S……½大匙
胡麻油……½大匙
醬油……2大匙

■ 作法

在大碗中放入所有材料攪拌均勻。

醣類	2.0g
熱量	42kcal
蛋白質	1.4g
脂質	3.0g

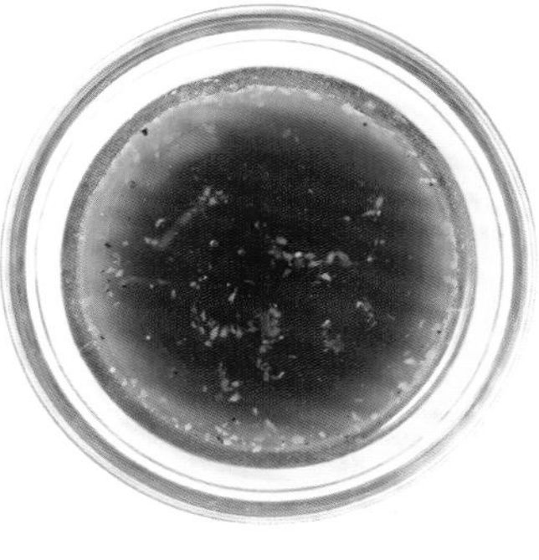

使用醬油的和風口味

醬油淋醬

■ 材料（便於製作的份量）

大蒜（磨泥）……½小匙
檸檬汁……2大匙
醬油……2大匙
橄欖油……1大匙
鹽、胡椒……各少許

■ 作法

在大碗中放入所有材料攪拌均勻。

醣類	2.6g
熱量	72kcal
蛋白質	1.5g
脂質	6.0g

可同時攝取脂質的優良蛋白質來源

超有滿足感的肉類食譜！

只要留意醃漬和調味，吃什麼肉都OK。

務必善用的肉類

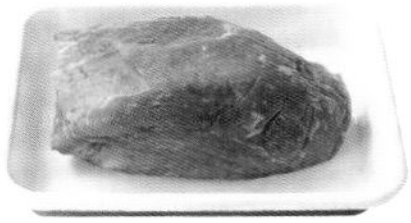

牛腿肉

蛋白質和鐵質的寶庫。腿肉含有的脂肪較少，肉質柔嫩。可說是最適合減重的部位。

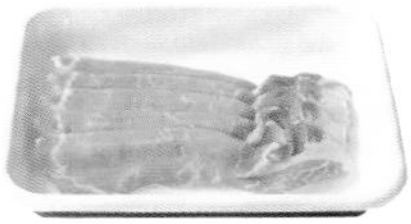

豬里肌肉

燃燒脂肪中不可或缺的維生素B_1，其含量是肉中的冠軍。柔嫩又鮮美的部位。

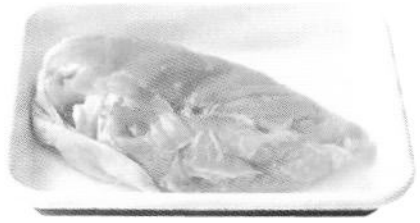

雞胸肉

含有對打造美膚有效的大量維生素A和膠原蛋白。脂肪含量少，清爽的風味是最大特色。

薑和蒜的風味誘發食慾

薑燒雞腿肉

■ 材料（2人份）

雞腿肉……1片
高麗菜……2大片
紫洋蔥……20g
調理用油……1小匙
A 大蒜（磨泥）……½小匙
　薑（磨泥）……½小匙
　醬油……1大匙
　酒※……½大匙
　LAKANTO S……½大匙

■ 作法

1 雞腿肉切成一口大小。
2 高麗菜切絲，紫洋蔥切薄片。
3 在大碗中將A攪拌均勻，放入1醃漬約30分鐘。
4 平底鍋內倒入調理用油熱鍋，將3煎至兩面金黃，雞肉熟透為止。
5 裝盤，搭配2。

醣類……4.3g	蛋白質……20.5g
熱量……170kcal	脂質……6.6g

※可使用料理米酒。

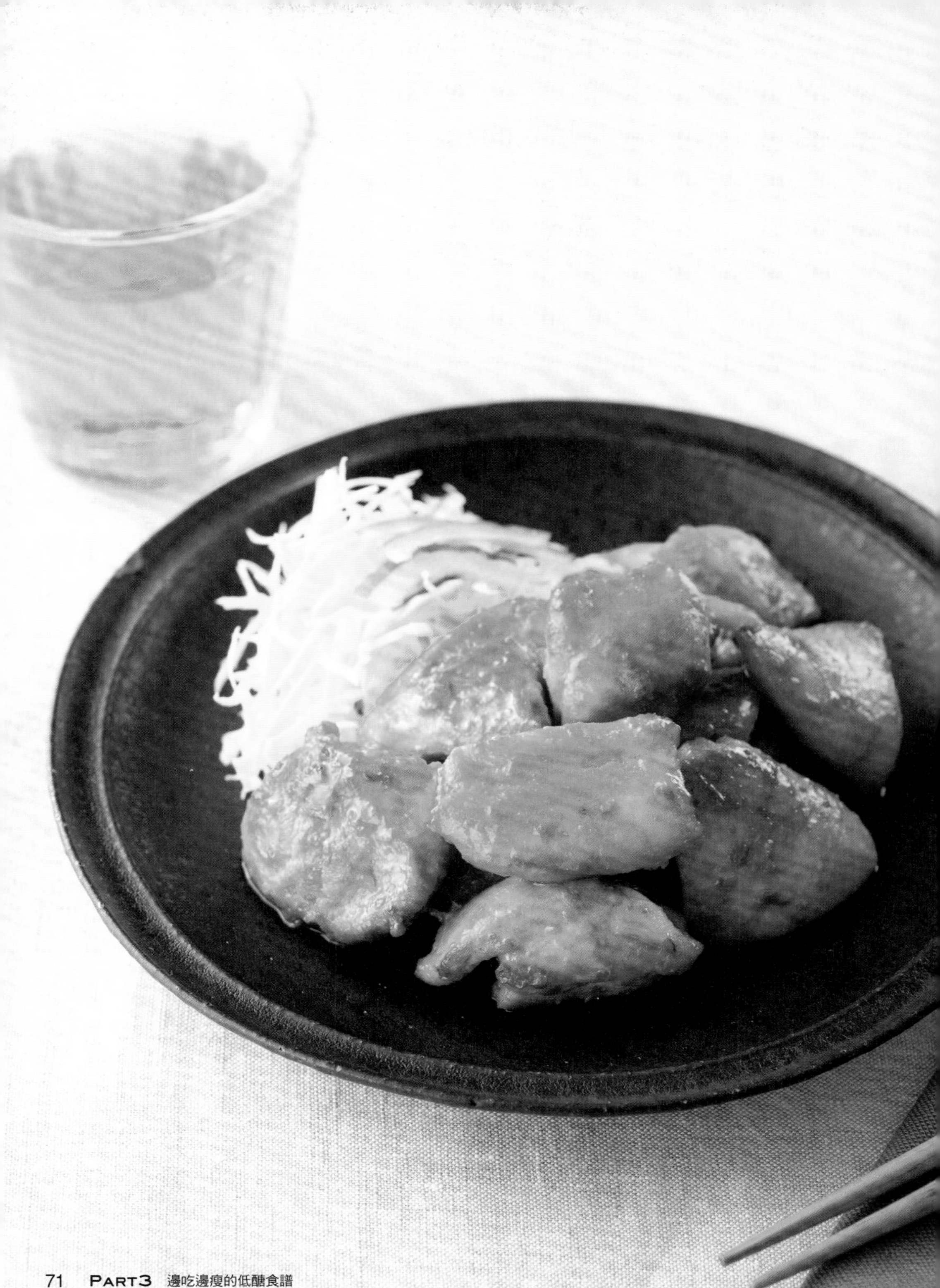

略略煎過，帶點雞塊風味

雞塊風味炒雞胸肉

材料（2人份）

雞胸肉……1片
青蔥（切蔥花）……2根份
檸檬（切小瓣）……2瓣
調理用油……1小匙

A 酒……½大匙
大蒜（磨泥）……1小匙
B 醬油……1大匙
LAKANTO S……1大匙
酒……½大匙
日式高湯……¼杯

作法

1 在大碗中將B攪拌均勻。
2 雞肉去皮，斜切成片，逆著纖維以刀背敲打，讓雞肉變軟。
3 在大碗中放入2，倒入A略加揉捏，醃漬約10分鐘。
4 平底鍋內倒入調理用油熱鍋，將3煎至略帶金黃，倒入1煮到雞肉熟透為止。
5 盤中裝入4，撒上蔥花，擺上檸檬。

醣類……3.8g	蛋白質……34.7g
熱量……214kcal	脂質……4.4g

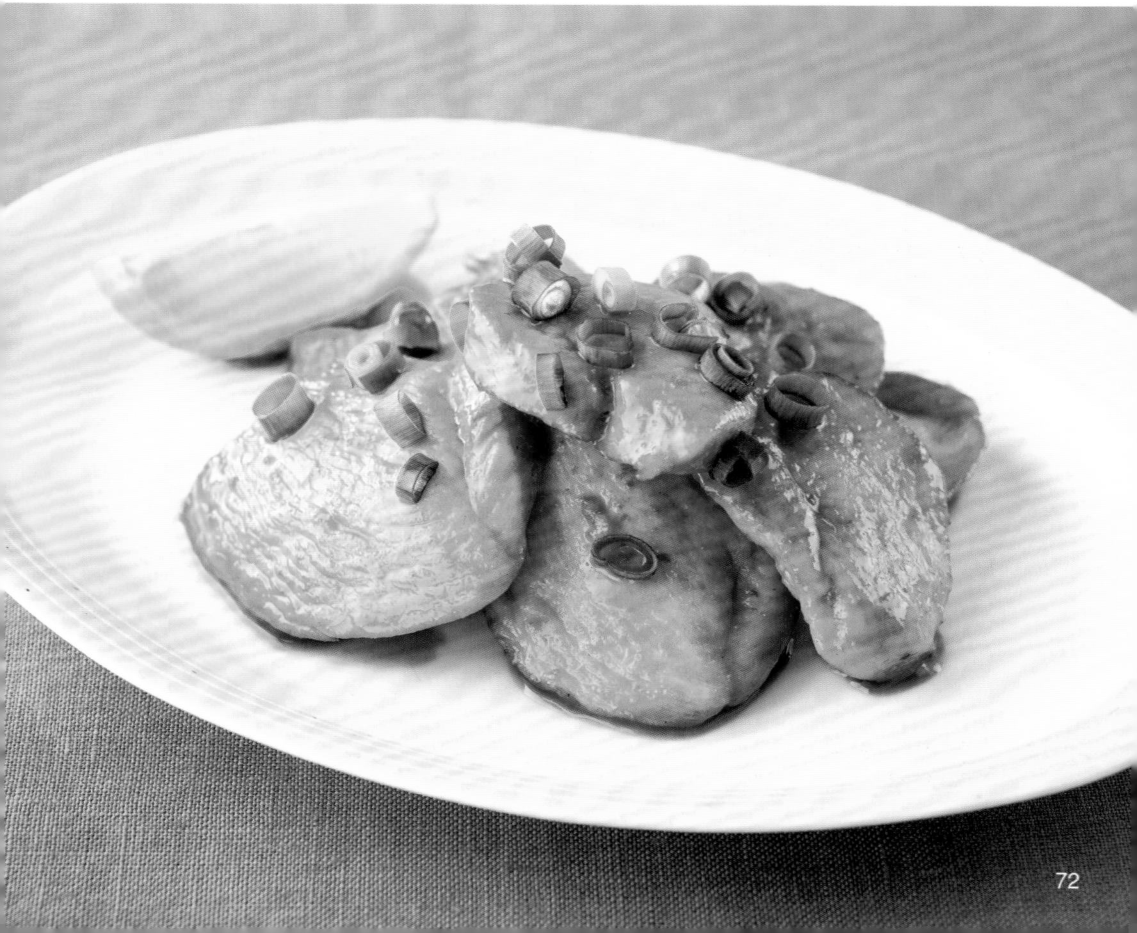

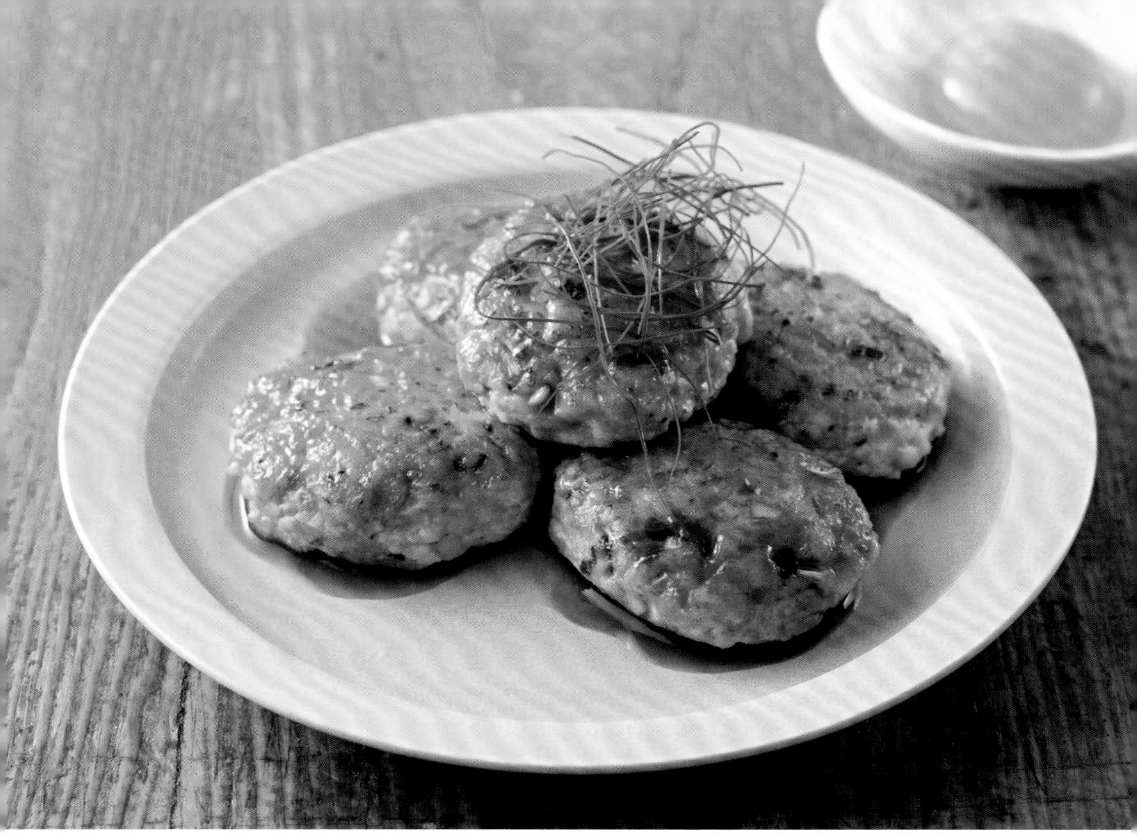

用豆腐增加黏性的健康作法

香菇雞肉餅

■ 材料（2人份）

香菇……3朵
雞絞肉……200g
傳統豆腐……⅓塊（100g）
長蔥……½根
調理用油……1小匙
蛋黃……2個
辣椒絲……適量
A 蛋白……1個份
　鹽……¼小匙
　胡椒……少許
B 酒……1大匙
　醬油……2大匙
　LAKANTO S……½大匙

■ 作法

1 豆腐瀝乾水份。長蔥、香菇切成末。
2 大碗中倒入絞肉、1，加入A拌至產生黏性，分成10等份搓成丸狀。
3 平底鍋內倒入調理用油熱鍋，將2煎至兩面金黃，倒入拌勻的B，轉弱火慢煮，小心不要燒焦。
4 盤中放入3，擺上辣椒絲，再放上蛋黃（蘸蛋黃享用）。

醣類	5.2g	蛋白質	29.9g
熱量	299kcal	脂質	15.4g

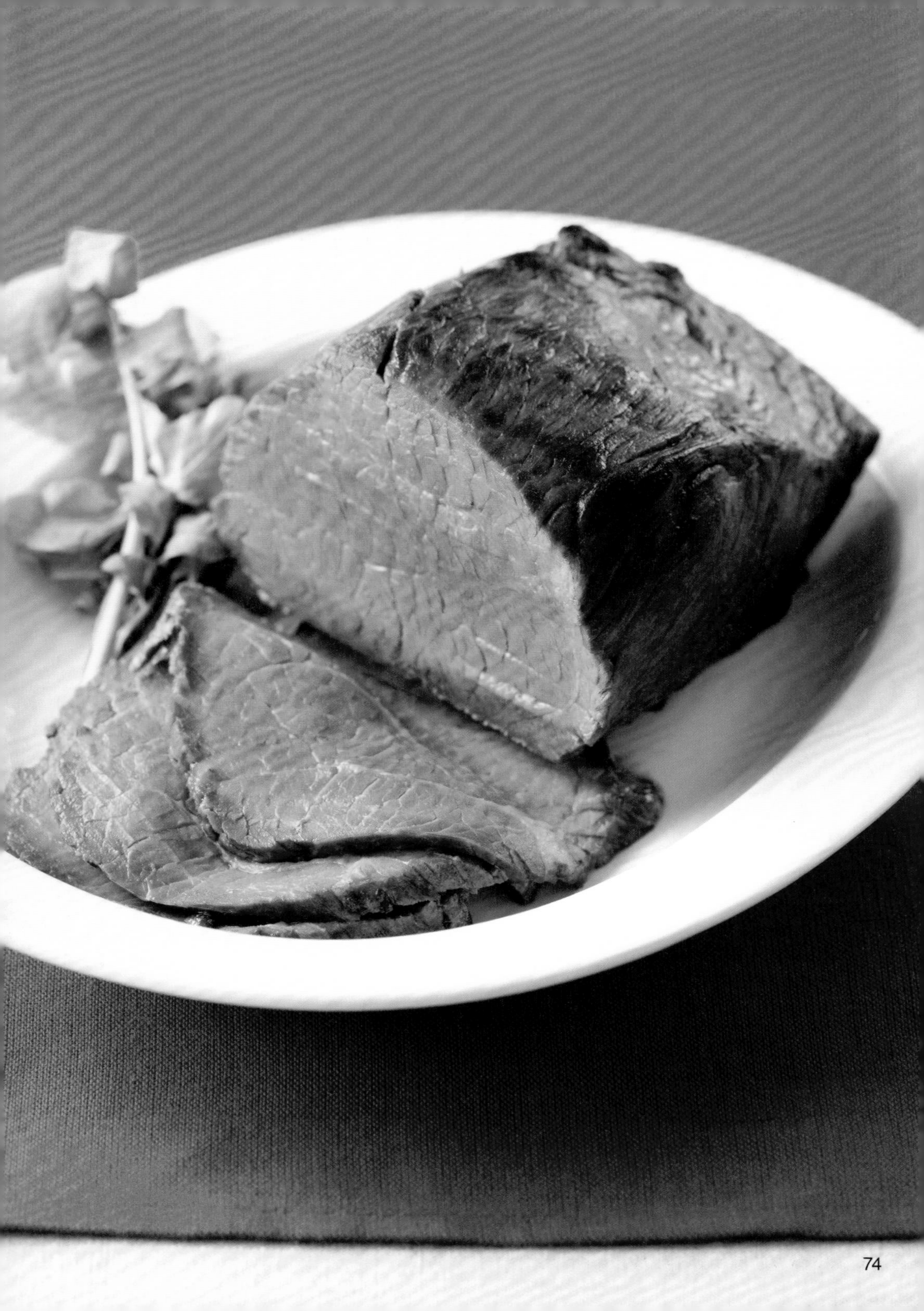

採用低脂肪的牛腿肉，調味也較為簡單

烤牛肉

材料（2～3人份）

牛腿肉塊⋯⋯500g
調理用油⋯⋯2小匙（10g）
西洋菜⋯⋯適量
A 鹽⋯⋯2小匙
　黑胡椒⋯⋯2小匙
　醬油⋯⋯1大匙
B 長蔥（取蔥綠）⋯⋯1根份
　大蒜（去皮）⋯⋯2瓣
　月桂葉⋯⋯3片

作法

1 牛肉在烹調前1小時放置於常溫，用廚房紙巾吸去多餘水份。
2 大碗中放入牛肉，用A仔細搓揉入味。
3 烤箱預熱至攝氏200度。
4 平底鍋內倒入調理用油熱鍋，倒入B略炒，再鋪至烤箱中的烤盤上。
5 把2放入4的平底鍋中，煎至表面焦黃，再放入4的烤盤，送進預熱完成的烤箱裡烤15～25分鐘。
6 烤好後用鋁箔紙包好肉塊，直接放涼（20～30分鐘）。
7 依個人喜好的厚度將6切片裝盤，擺上西洋菜。

½盤份

醣類	3.6g	蛋白質	49.8g
熱量	585kcal	脂質	38.4g

⅓盤份

醣類	2.4g	蛋白質	33.2g
熱量	390kcal	脂質	25.6g

豆瓣醬十分夠味的甜鹹醬油口味

甜鹹炒牛肉

■ 材料（2～3人份）

牛肉片……500g
洋蔥……½個
紅甜椒……¼個
青椒……2個
調理用油……1小匙
A 酒……50ml
醬油……4大匙
LAKANTO S……3大匙
豆瓣醬……¼小匙

■ 作法

1 洋蔥切薄片，紅甜椒和青椒切絲，牛肉切成適口大小。
2 在大碗中拌勻A。
3 平底鍋內倒入調理用油熱鍋，將洋蔥炒軟後倒入牛肉同炒，再放入青紅椒絲續炒，待牛肉變色，倒入2，仔細拌炒使整體入味。

½盤份

醣類	8.8g	蛋白質	51.8g
熱量	610kcal	脂質	35.4g

⅓盤份

醣類	5.9g	蛋白質	34.5g
熱量	406kcal	脂質	23.6g

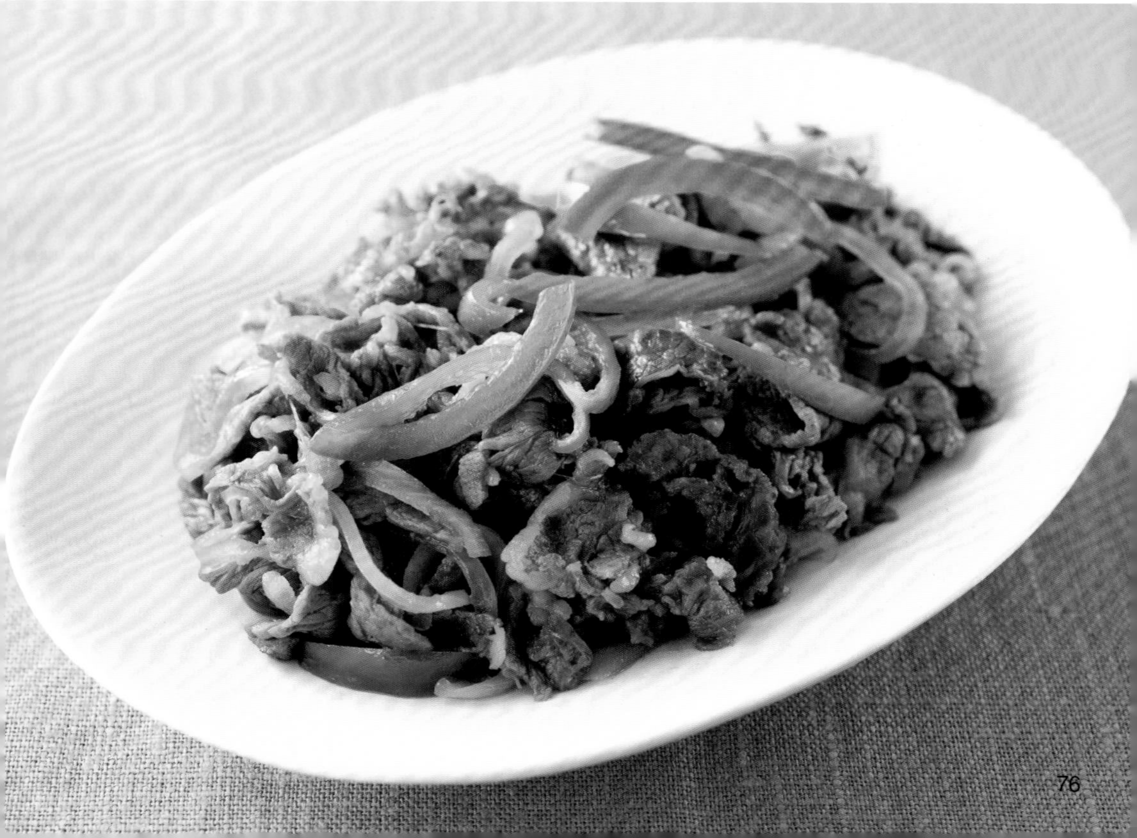

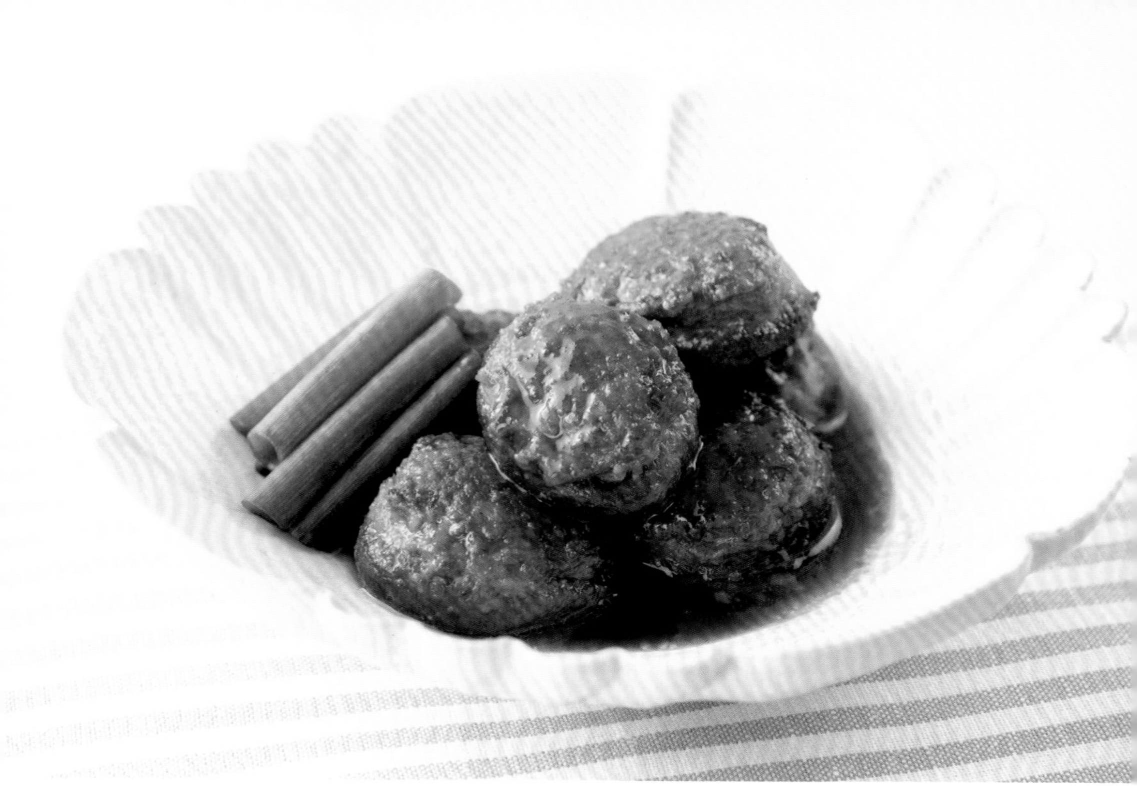

用香菇確實補給膳食纖維

香菇鑲肉

■ 材料（2人份）

豬牛混合絞肉……130g
香菇……6個
調理用油……1小匙
青蔥……適量
A 蛋液……1個份
　薑（磨泥）……1小匙
　鹽、胡椒……各少許
B 酒……2大匙
　醬油……2大匙
　LAKANTO S……2大匙
　味噌……2小匙
　蠔油……1小匙

■ 作法

1 香菇用沾濕的廚房紙巾仔細擦乾淨，切下蒂頭，並將蒂頭較軟的部位切碎。
2 大碗內放入絞肉、A、1的菇蒂碎末，攪拌至黏性出現為止。
3 將肉餡分成6等份，塞進1的菇傘中。
4 平底鍋內倒入調理用油熱鍋，3的鑲肉面朝下入鍋，以中火煎至金黃後翻面。
5 將拌勻的B倒入鍋中，均勻沾附在香菇鑲肉上，並煮到湯汁收乾。
6 盛盤，在旁邊擺上青蔥段。

醣類	4.7g	蛋白質	18.9g
熱量	250kcal	脂質	15.0g

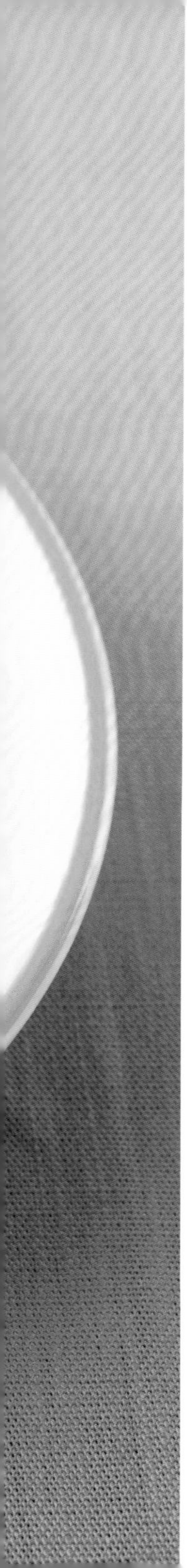

肉質柔嫩好入口！份量也十足

蒜香豬排

材料（2人份）

厚切豬里肌肉……2片
大蒜……1瓣
高麗菜……¼個
鹽、胡椒……各少許
調理用油……1小匙
A 醬油……1大匙
LAKANTO S……1大匙
味醂……1小匙

作法

1 豬肉逆著纖維劃刀痕，切成一口大小，撒上鹽和胡椒。
2 大蒜剝皮，切薄片。高麗菜切絲。
3 平底鍋內倒入調理用油熱鍋，放入蒜片爆香，小心不要炸焦，待蒜片金黃後取出。
4 將1放入3的平底鍋中煎至表皮香脆，用廚房紙巾吸去多餘油脂。加入A拌炒，讓豬肉均勻沾裹醬料，再放入3的蒜片拌勻。
5 盤中裝入4，在旁邊擺上高麗菜絲。

醣類	3.9g	蛋白質	27.8g
熱量	369kcal	脂質	24.8g

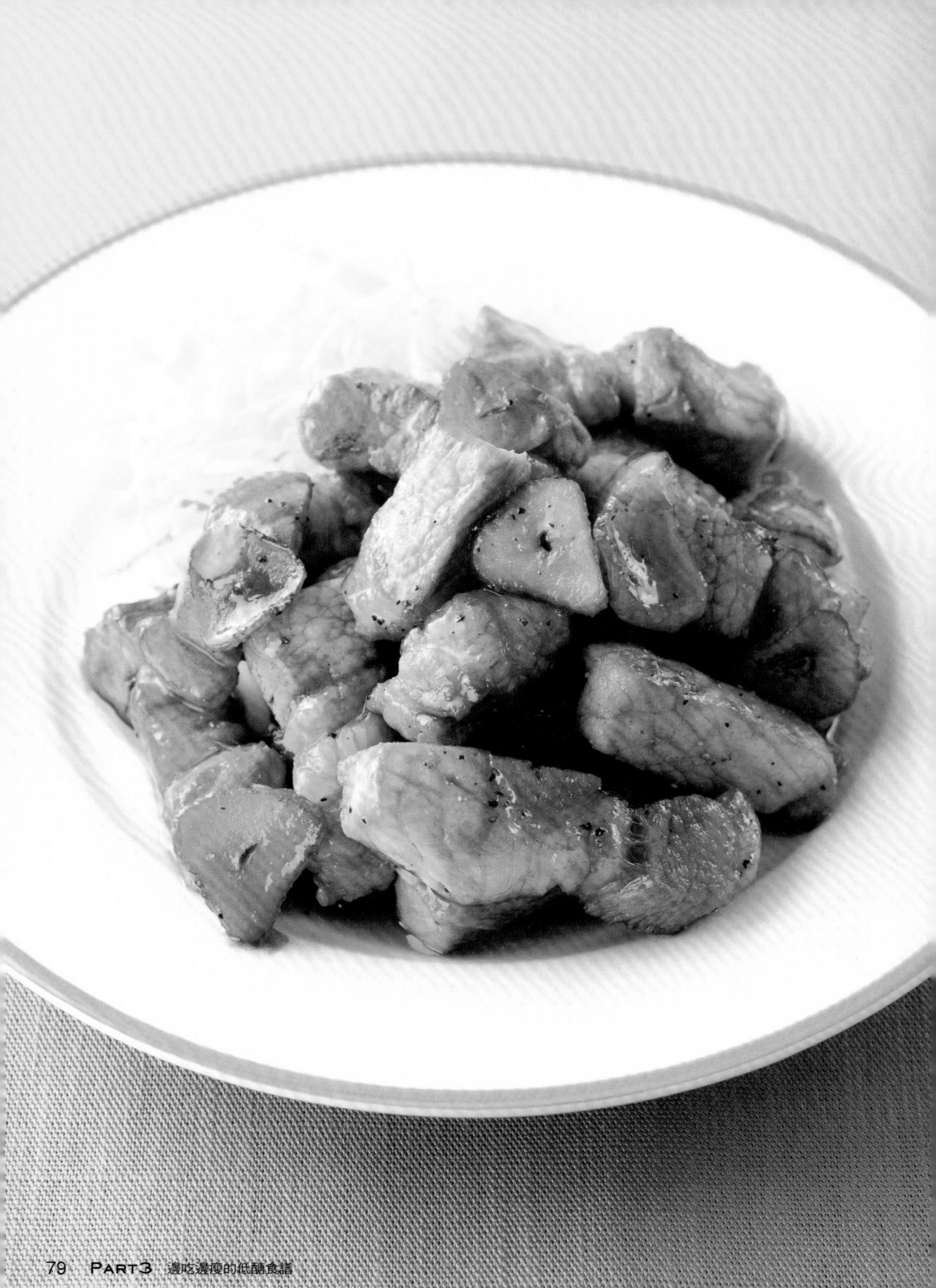

加上乳酪提升蛋白質含量

乳酪青紫蘇豬肉卷

■ 材料（2人份）

豬里肌肉片……10片
青紫蘇葉……5片
乳酪片……5片
鹽、胡椒……各少許
調理用油……1小匙

■ 作法

1 青紫蘇葉去梗，縱切對半。乳酪片也切對半。
2 攤平豬肉，撒上鹽、胡椒，各鋪上1片青紫蘇葉和乳酪再捲起來。剩下的肉片比照處理。
3 平底鍋內倒入調理用油熱鍋，肉卷開口處朝下入鍋煎熟。
4 盤內鋪上青紫蘇葉（份量外），擺上3。

醣類	0.9g	蛋白質	30.7g
熱量	459kcal	脂質	35.5g

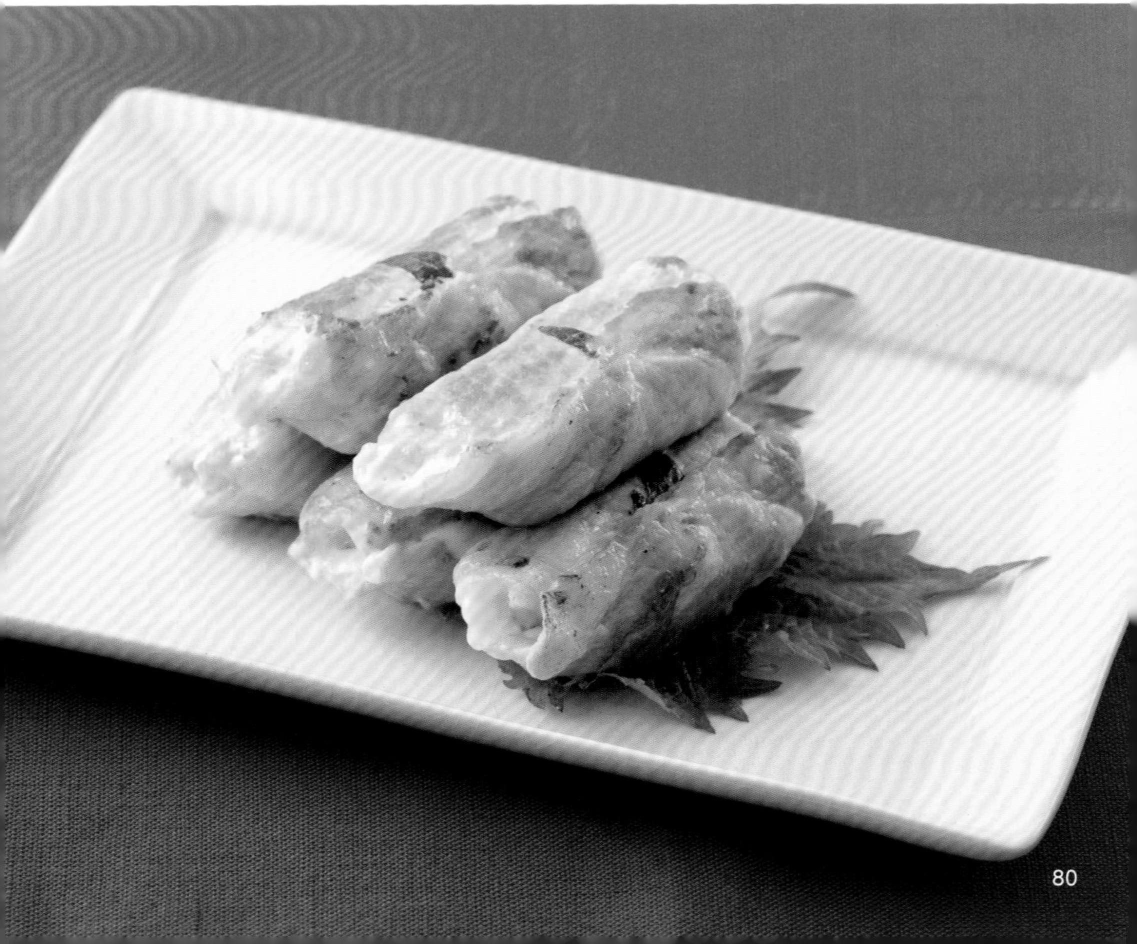

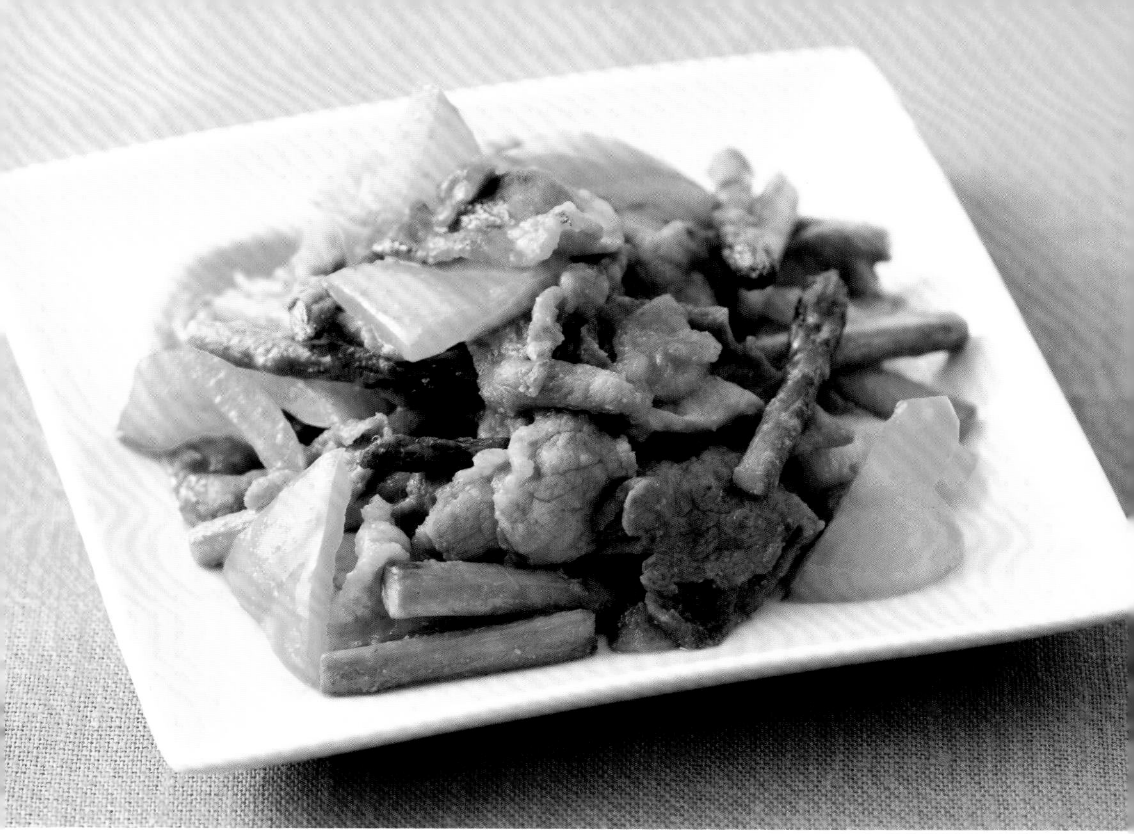

味噌和肉的搭配提升了濃醇和美味！

味噌炒豬肉

■ 材料（2人份）

豬肉片……200g
綠蘆筍……3根
黃甜椒……½個
調理用油……1小匙
A 味噌……1大匙
酒……1大匙
LAKANTO S……½大匙

■ 作法

1 豬肉切成一口大。
2 蘆筍先用菜刀切掉根部，再用刨刀削掉硬皮，切成5cm小段。黃甜椒去蒂去籽後，切成滾刀塊。
3 大碗中放入A拌勻，加入豬肉仔細攪拌。
4 平底鍋內倒入調理用油熱鍋，先炒2，待蘆筍變軟加入3，一邊留意不要燒焦，炒到豬肉熟透。

醣類	5.0g	蛋白質	22.8g
熱量	246kcal	脂質	12.9g

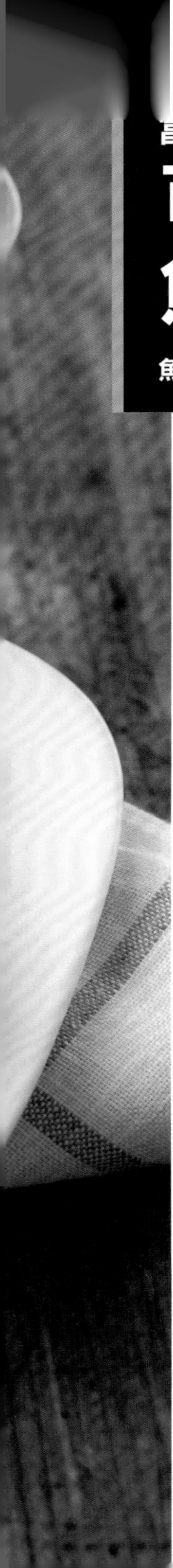

富含讓血液變清的EPA和DHA

可攝取優良脂肪的魚類食譜

魚是與肉同等重要的蛋白質來源，從魚肉中更可攝取對身體有益的脂肪。

務必善用的魚類

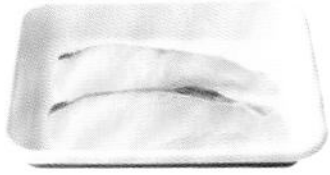

鱈魚

鱈魚脂肪含量低，加熱也不會變硬，是容易消化的蛋白質來源，也富含鮮美成分。

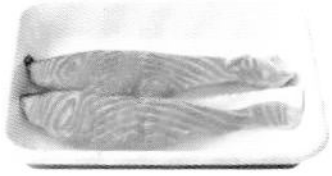

鮭魚

鮭魚其實是白肉魚。橘紅色是來自天然色素成分蝦青素，同時具有抗氧化效果。

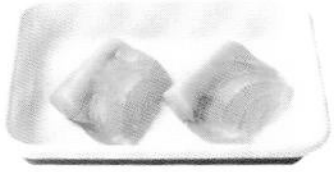

旗魚

高蛋白、低脂肪的魚種。富含維生素D與鈣質，並含有具抗氧化效果的維生素E。

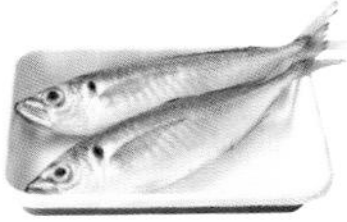

竹筴魚

藍背魚都富含不飽和脂肪酸。EPA與DHA含量豐富，可有效促進血液循環。更能強化新陳代謝。

可同時攝取蔬菜的健康餐點

鮭魚鏘鏘燒※

■ 材料（2人份）

生鮭魚……2片
豆芽菜……½包
高麗菜……1大片（50g）
紅甜椒……½個
鴻喜菇……½包
金針菇……½包
鹽……少許
黑胡椒……少許
調理用油……1小匙
A 酒……1大匙
LAKANTO S……1大匙
味噌……2又½大匙
融化奶油……2小匙多
水……2小匙

■ 作法

1 鮭魚片撒上鹽和黑胡椒。
2 高麗菜切粗絲，紅甜椒切絲。鴻喜菇與金針菇切去菇蒂下方木屑後，鴻喜菇拆成小株。
3 大碗中放入A充分攪拌後，放入豆芽菜與2拌勻。
4 平底鍋內倒入調理用油熱鍋，將鮭魚擺入鍋中，小心不要煎焦。待兩面上色，堆上3，蓋上鍋蓋小火燜蒸5分鐘。

醣類	9.4g	蛋白質	28.3g
熱量	277kcal	脂質	12.0g

※譯註：原文為「ちゃんちゃん焼き」，是北海道的鄉土料理，將鮭魚等魚肉與蔬菜以味噌醬調味，在鐵板上炒熟食用。

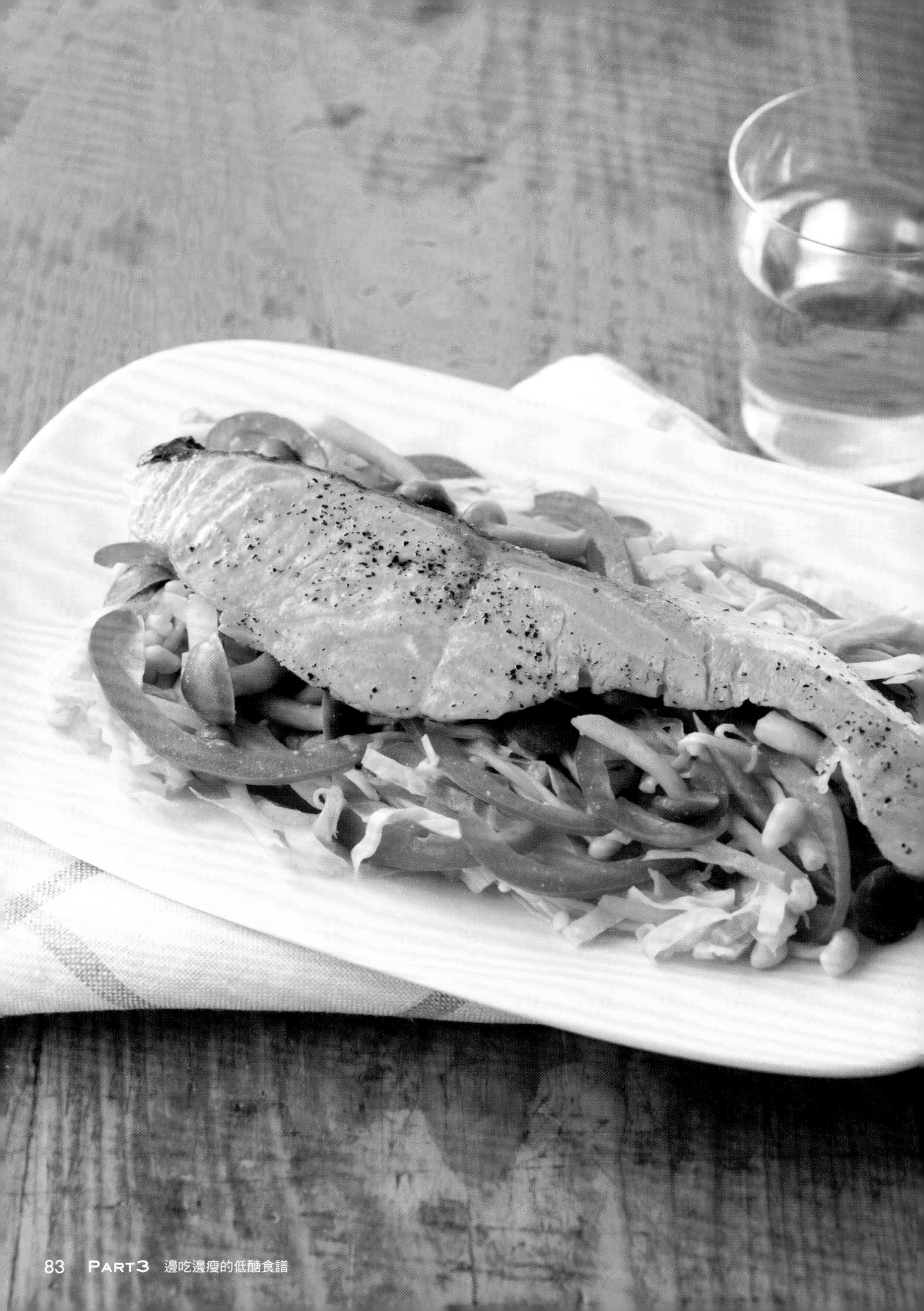

加入菠菜，最適合當便當菜

鮭魚玉子燒

■ 材料（2人份）

蛋……2個
熟鮭魚碎肉……2小匙
菠菜……20g
調理用油……1小匙
A LAKANTO S……½大匙
和風麵露（2倍濃縮型）
……1小匙

■ 作法

1 菠菜汆燙後浸冷水，擠乾水份，切成5cm寬。
2 將蛋打進碗裡，加入鮭魚肉、1和A拌勻。
3 玉子燒專用鍋內倒入調理用油熱鍋，倒入⅓的2，邊煎邊捲，剩下的⅔蛋液分成2～3次入鍋捲起煎熟，整理形狀，起鍋放涼。
4 待放涼後切成適口大小。

醣類	0.7g	蛋白質	8.3g
熱量	113kcal	脂質	8.0g

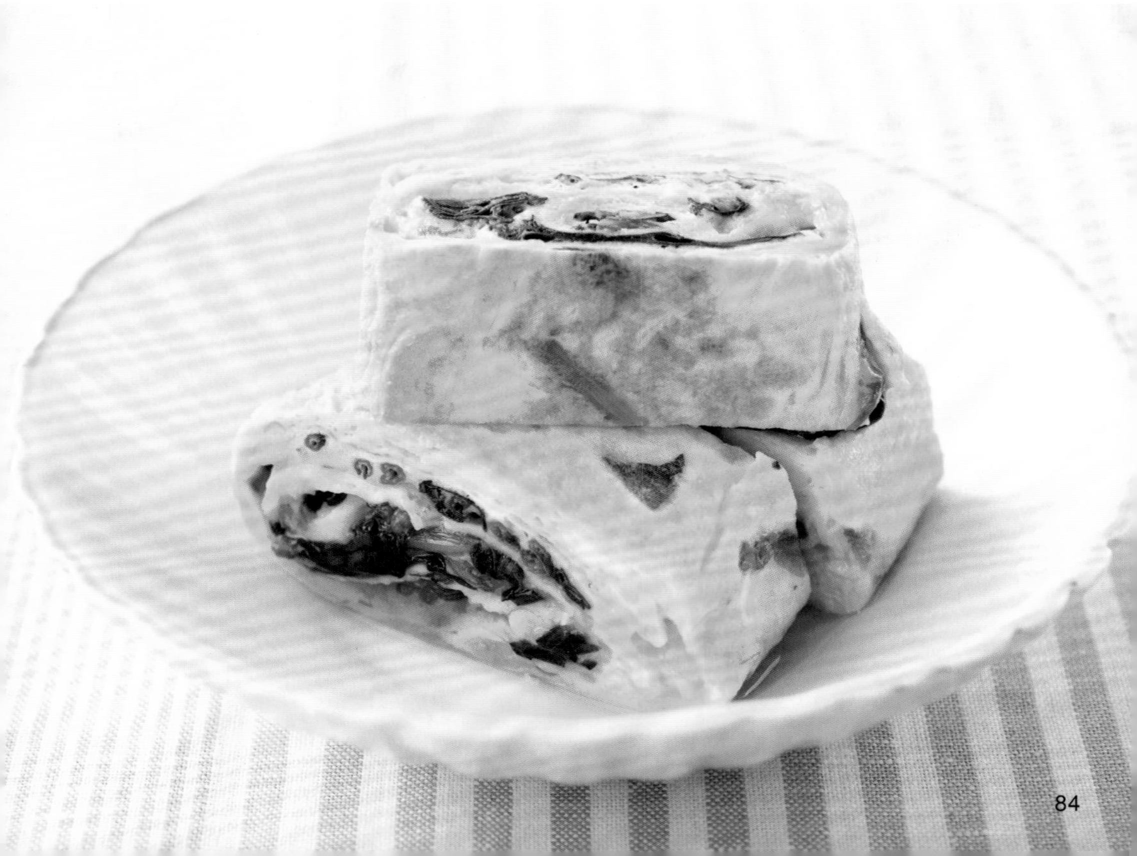

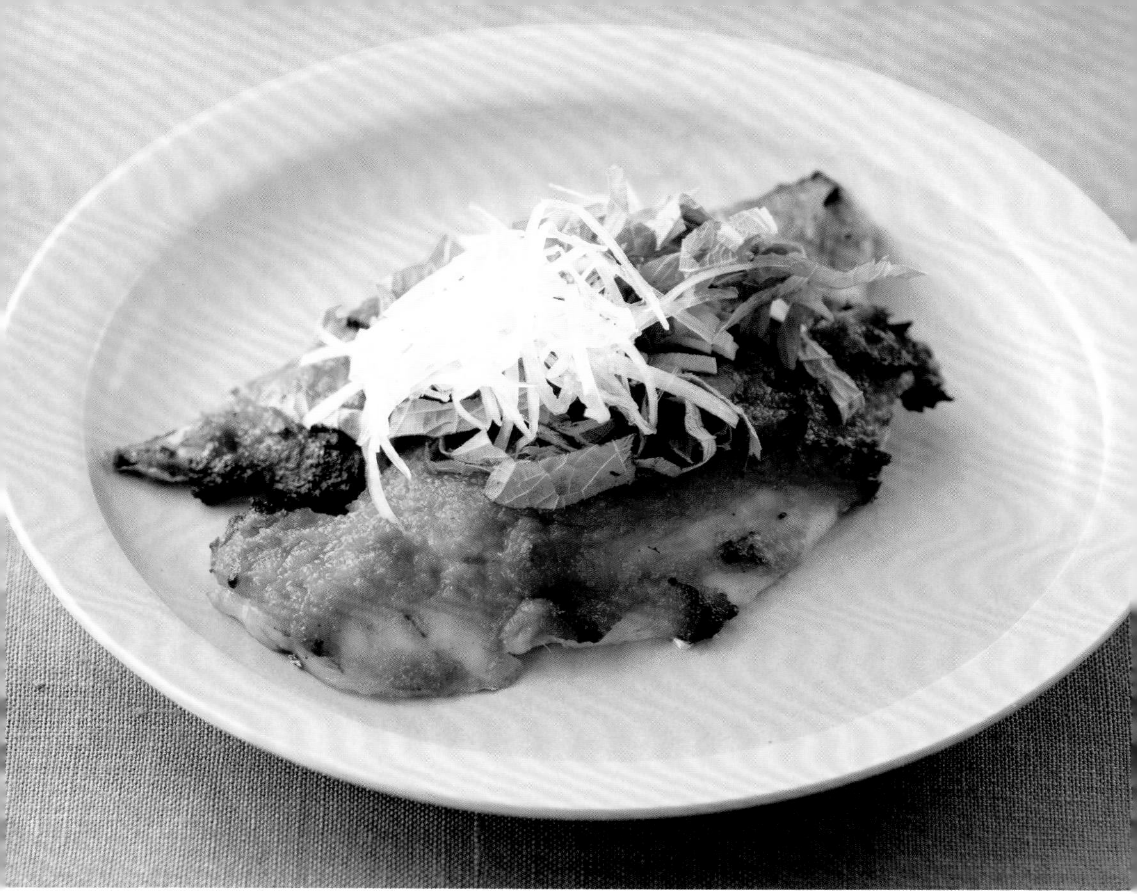

富含EPA與DHA等有益身體的不飽和脂肪酸

甜味噌烤竹筴魚

材料（2人份）

竹筴魚……2條（或選用已經殺好的魚片）
長蔥……¼根
青紫蘇葉……2片
薑……1小塊（10g）
A 味噌……2大匙
LAKANTO S……½大匙

作法

1 竹筴魚殺好剖片。
2 長蔥一半切末，另一半切成蔥絲。青紫蘇葉去梗，切絲。薑也切成絲。
3 烤箱以攝氏200度預熱。
4 大碗中放入A與蔥末拌勻，分成4等份塗在竹筴魚片上，進烤箱烤約7分鐘。
5 裝盤，擺上青紫蘇絲、薑絲、蔥絲。

醣類……4.4g	蛋白質……23.2g
熱量……163kcal	脂質……4.6g

簡單調味享受食材原味

旗魚排

■ 材料（2人份）

旗魚……2片
鹽、胡椒……各少許
杏仁粉……1大匙（15g）
調理用油……1大匙
檸檬（切瓣）……2瓣
洋香菜……適量
A 醬油……1大匙
味醂……1小匙
檸檬汁……1小匙

■ 作法

1 旗魚片用廚房紙巾確實吸乾水份，輕輕撒上鹽和胡椒，再裹上杏仁粉。多餘的粉要拍掉。
2 在大碗中拌勻A。
3 平底鍋內倒入調理用油熱鍋，將1的兩面用中火煎黃，加上2煮至湯汁收乾。
4 盛盤，搭配檸檬與洋香菜。

醣類……3.3g	蛋白質……20.5g
熱量……270kcal	脂質……18.3g

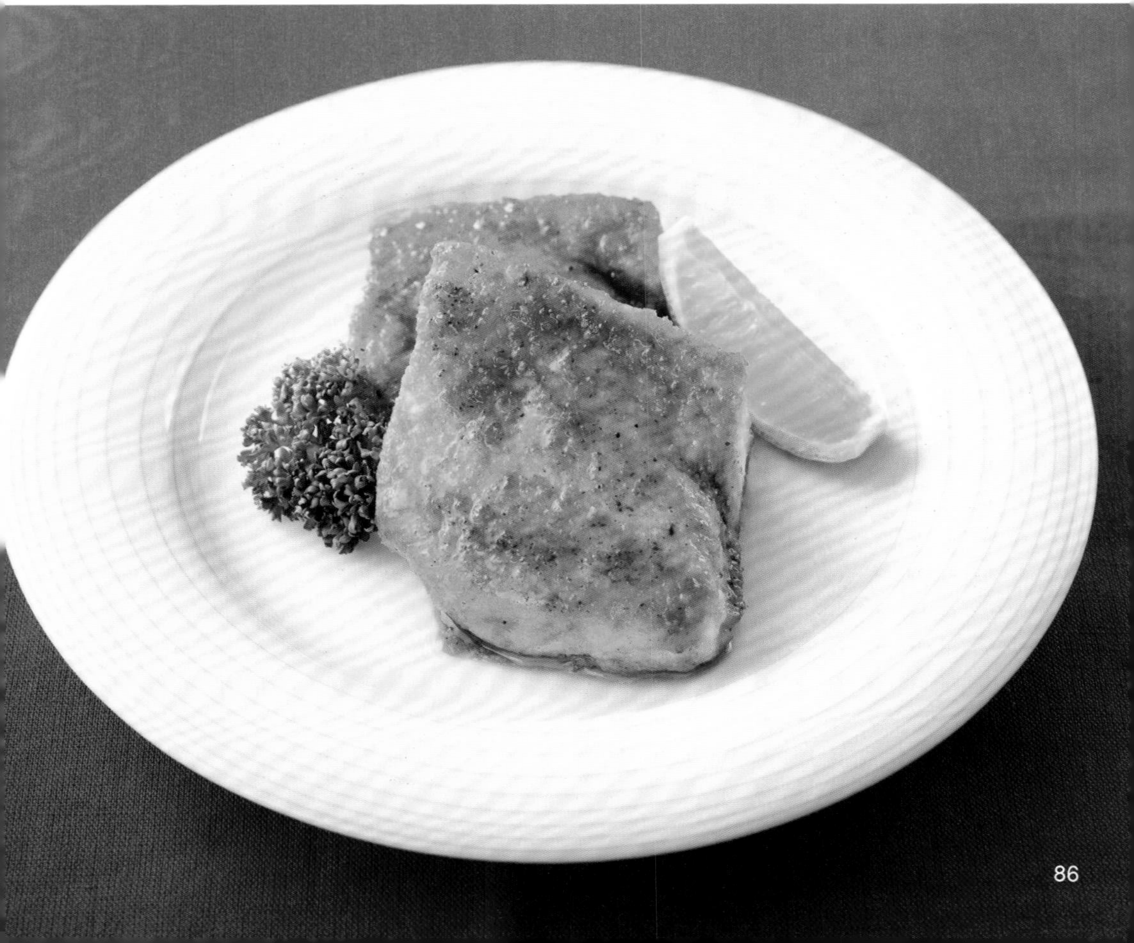

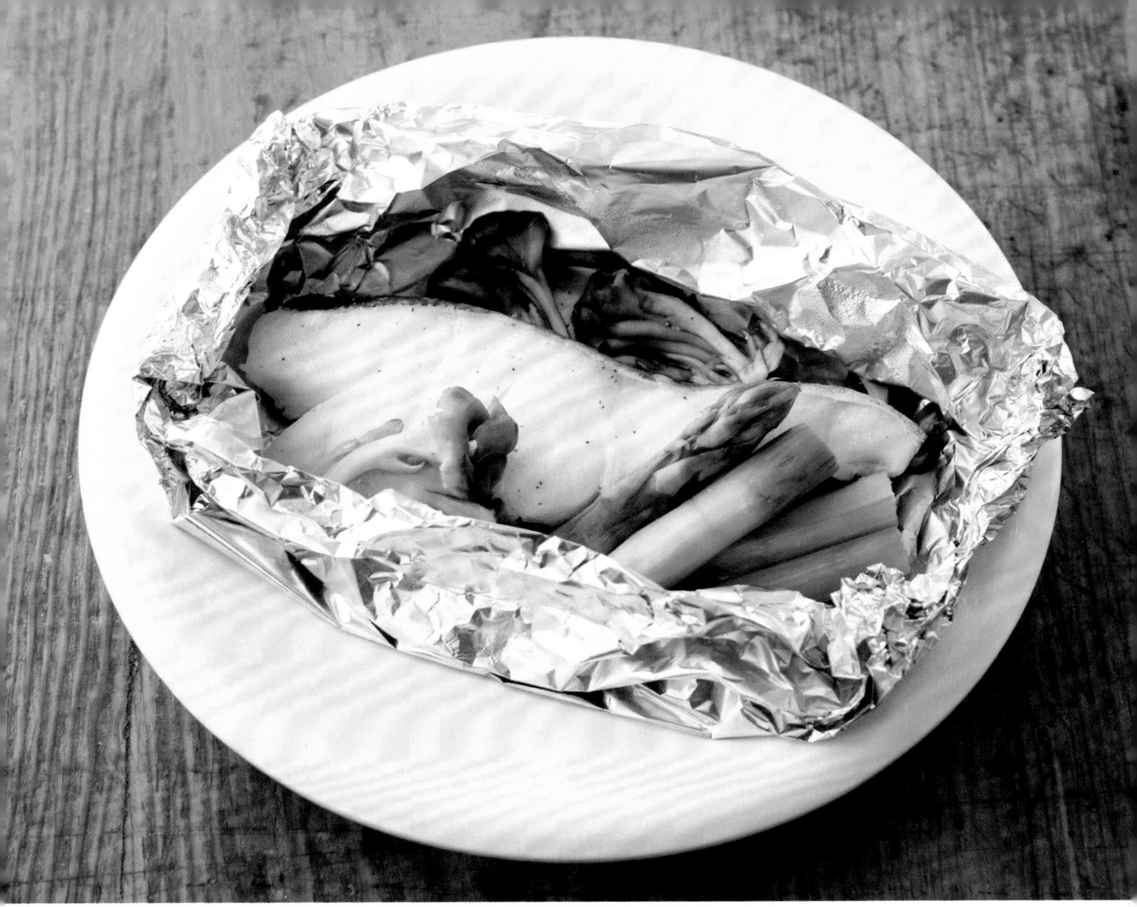

低熱量最令人開心！只要是白肉魚都OK

包起來就好！鱈魚鋁箔燒

材料（2人份）

鱈魚（或者其他白肉魚）
……2片
蘆筍……2根
舞菇……½包
鹽、胡椒……各少許
酒……1大匙

作法

1 鱈魚兩面撒上鹽與胡椒。
2 蘆筍切除纖維較多的根部，用刨刀削掉硬皮，切成3等份。舞菇切掉附有木屑的蒂頭，拆成小株。
3 鋁箔紙上放鱈魚，灑上酒，再放上舞菇與蘆筍包妥。
4 在平底鍋內倒½杯水，放入3再蓋上鍋蓋，燜蒸約10分鐘。

醣類……1.1g	蛋白質……19.4g
熱量……96kcal	脂質……0.5g

有田裡肉別名的黃豆是植物性蛋白質來源

黃豆製品的健康食譜

黃豆是亞洲的傳統食材。膳食纖維含量高，也富含對身體有益的大豆異黃酮。

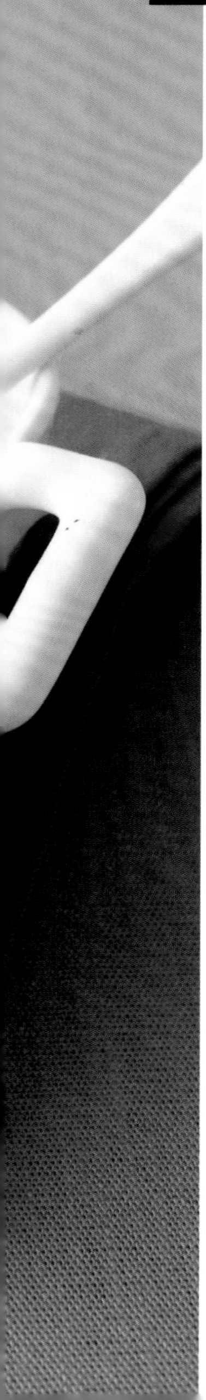

務必善用的黃豆製品

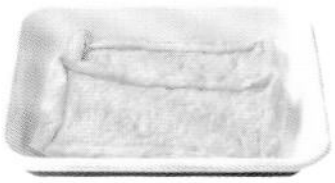

炸豆皮
豆腐切薄片油炸而成的食品。比起豆腐含有更多脂肪與維生素E。使用前要先去油。

油豆腐
將傳統豆腐油炸而成的食品。同樣的份量，油豆腐含有比傳統豆腐更多的鈣質、鐵質與蛋白質。

高野豆腐
豆腐脫水乾燥而成的保存食品。含有容易消化吸收的蛋白質，也富含礦物質。

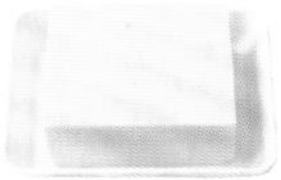

豆腐
豆腐除了蛋白質，也富含皂苷等健康成分。比起嫩豆腐，傳統豆腐的醣類含量更低。

利用乳酪添加脂質，提升濃醇度

豆腐焗烤

■ 材料（2人份）

嫩豆腐……1塊（300g）
菠菜……2株
鴻喜菇……½包
紅甜椒……½個
起司粉……2大匙
A 和風麵露（2倍濃縮型）
……1大匙
味噌……1小匙

■ 作法

1 豆腐瀝水30分鐘。
2 菠菜切成5cm寬。鴻喜菇切掉附有木屑的根部，拆成小株。紅甜椒切成寬5mm長條。
3 將2全部放入耐熱器皿，包上保鮮膜，用微波爐（600W）加熱約3分鐘。
4 烤箱以攝氏200度預熱。
5 大碗中放入豆腐，用手捏碎加入A與3拌勻，裝進耐熱烤盤中，撒上起司粉，送進烤箱烤約15分鐘。

醣類	7.1g	蛋白質	12.4g
熱量	147kcal	脂質	6.9g

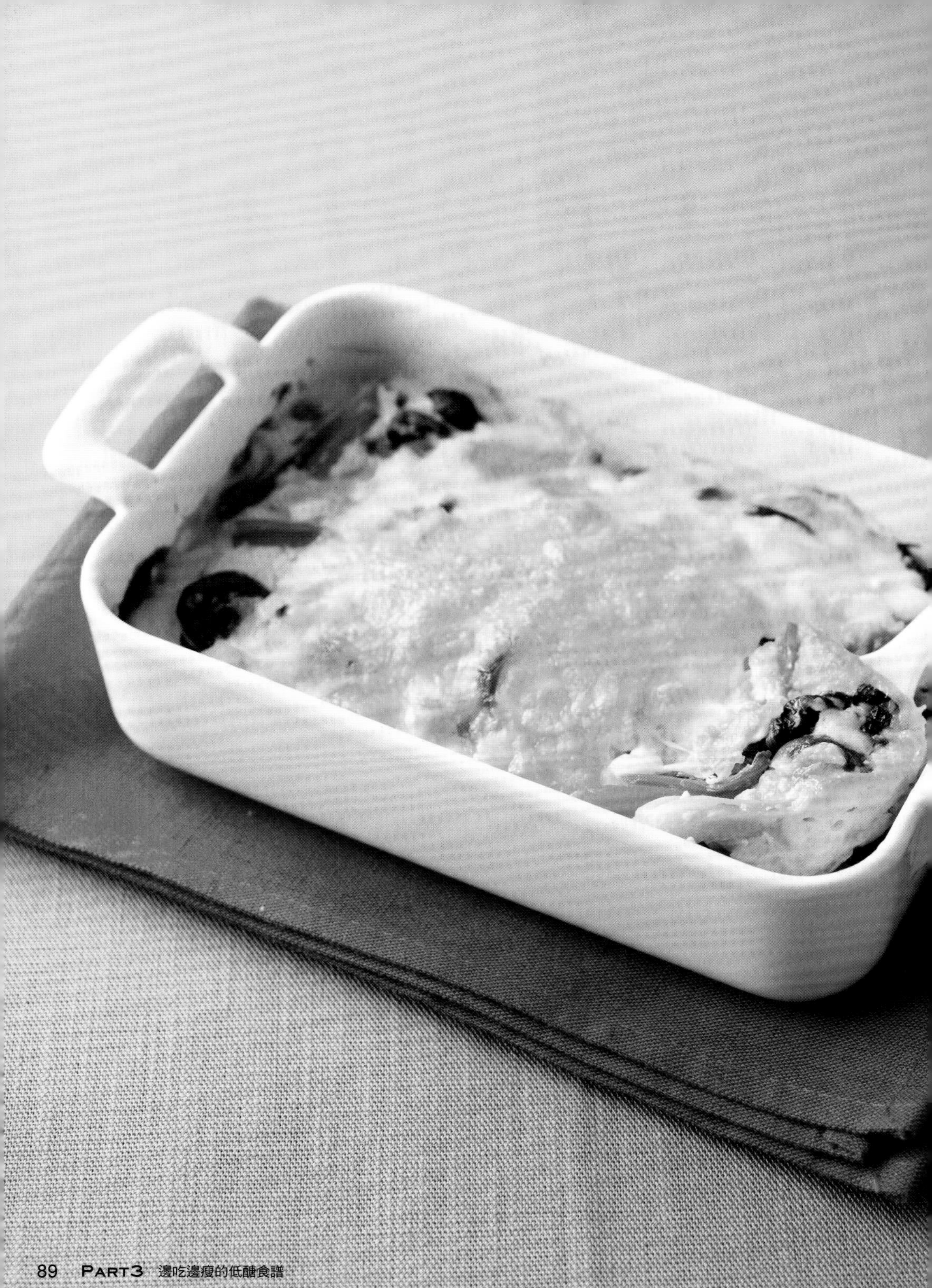

豆腐做好前置作業口感更柔嫩

肉燥嫩豆腐

■ 材料（2人份）

嫩豆腐……1塊（300g）
豬絞肉……100g
食用小蘇打粉……1小匙
青蔥……2根
調理用油……1小匙
A 味噌……1大匙
　LAKANTO S……½小匙

■ 作法

1 鍋中放入2杯水煮滾。加入食用小蘇打粉與豆腐，待再次沸騰，轉中火煮5分鐘。
2 在大碗中拌勻A。
3 平底鍋內倒入調理用油熱鍋，炒絞肉，待肉變色，加入2，拌炒直到整體入味。
4 盤中放上1再淋上3，擺上切成蔥花的青蔥。

醣類	4.3g	蛋白質	17.9g
熱量	236kcal	脂質	15.1g

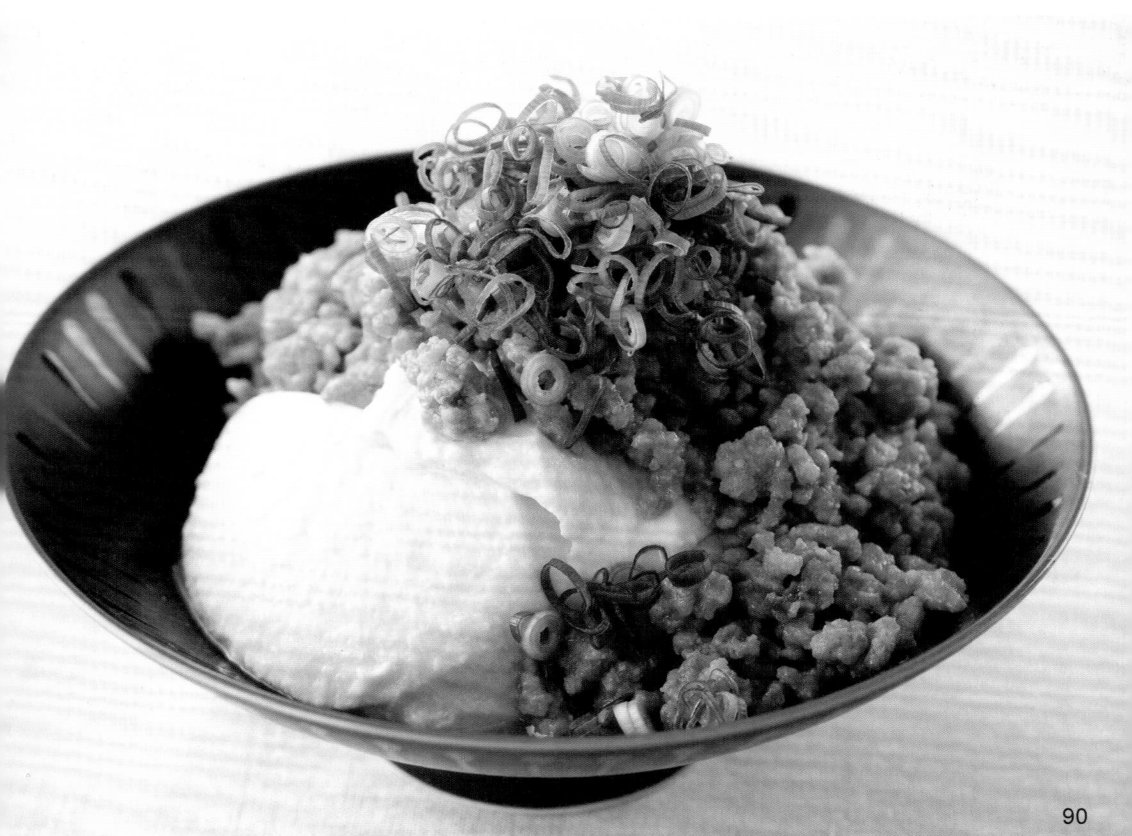

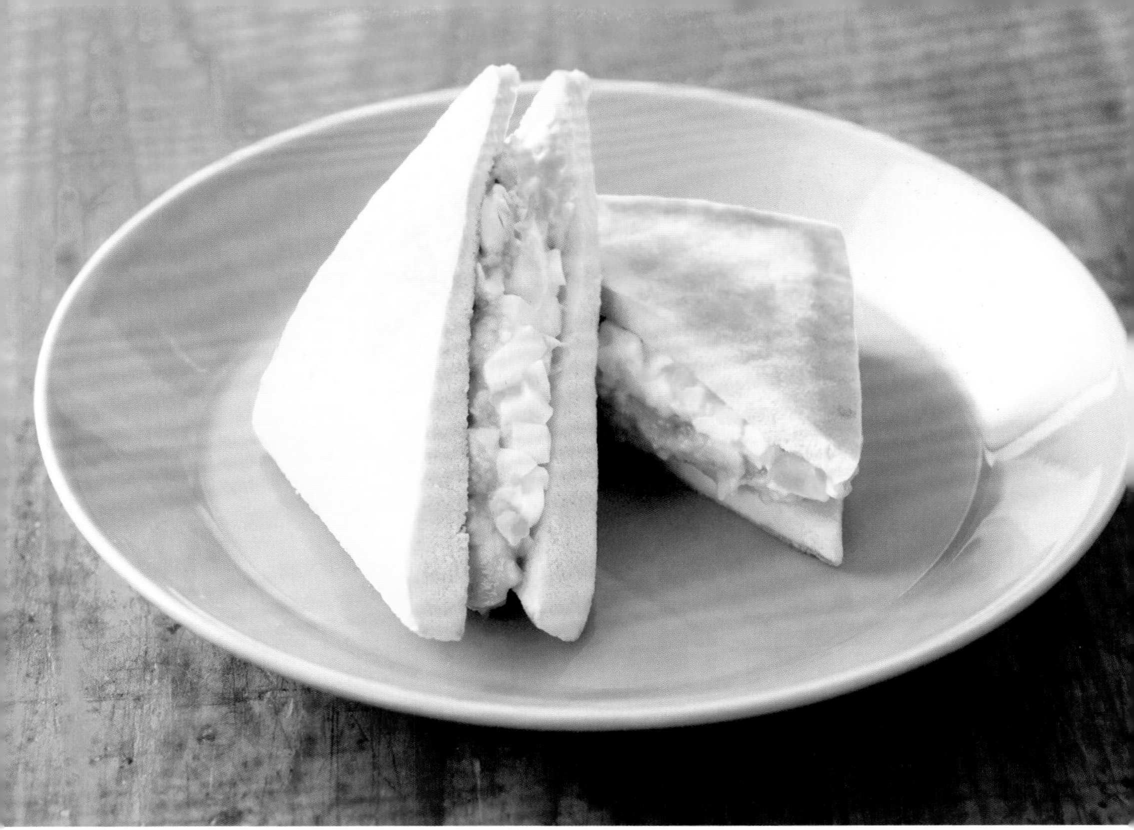

用高野豆腐取代麵包的和風三明治

高野豆腐三明治

材料（2人份）

高野豆腐……2塊（32g）
水煮蛋……1個
酪梨……½個
美乃滋……1大匙
鹽……1小匙
檸檬汁……½小匙
奶油……2小匙

作法

1 高野豆腐以水泡發，用手擠乾水份，橫切對半。
2 水煮蛋切碎後放入大碗中，加上美乃滋和鹽拌勻。
3 酪梨去籽去皮，切碎後放入大碗，用叉子搗成泥狀，加入檸檬汁。
4 平底鍋內倒入奶油熱鍋，放入1煎至表面金黃取出。
5 在4中夾入2和3的食材，切成三角形。

醣類……1.6g	蛋白質……12.8g
熱量……293kcal	脂質……25.3g

使用植物性與動物性的雙重蛋白質

肉卷豆腐

材料（2人份）

豬里肌肉薄片……6片
傳統豆腐……1塊（300g）
調理用油……1小匙
鹽、胡椒……各少許
A 醬油……2大匙
味噌……1小匙
酒……1小匙
LAKANTO S……15g
大蒜（磨泥）……½小匙
辣椒片……少許（2g）

作法

1 豆腐瀝水30分鐘，切成6等份。
2 在大碗中拌勻A。
3 豬肉撒上鹽、胡椒攤平，放上1塊1的豆腐捲起來，其他比照處理。
4 平底鍋內倒入調理用油熱鍋，將3的接縫處朝下入鍋油煎，待整體上色，加入2煮稠。

醣類	4.9g	蛋白質	23.3g
熱量	308kcal	脂質	20.0g

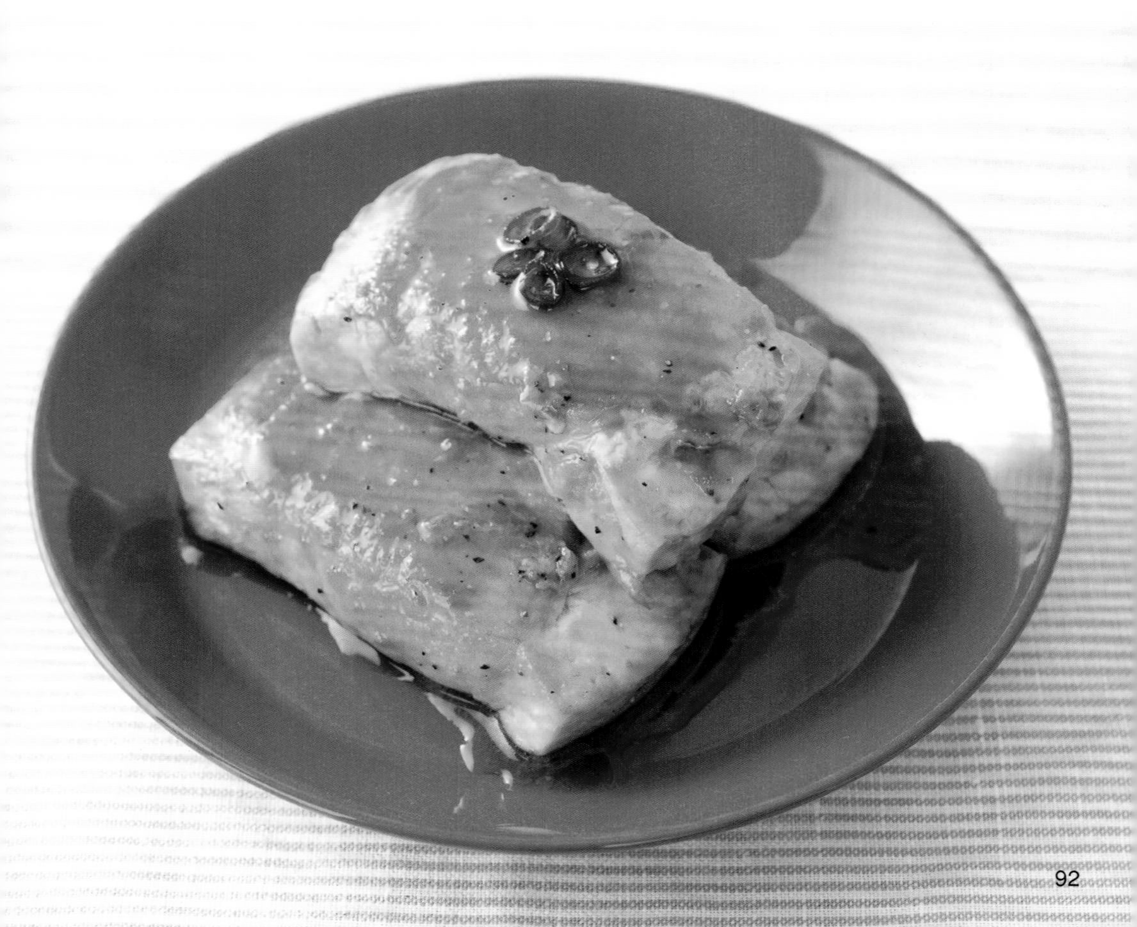

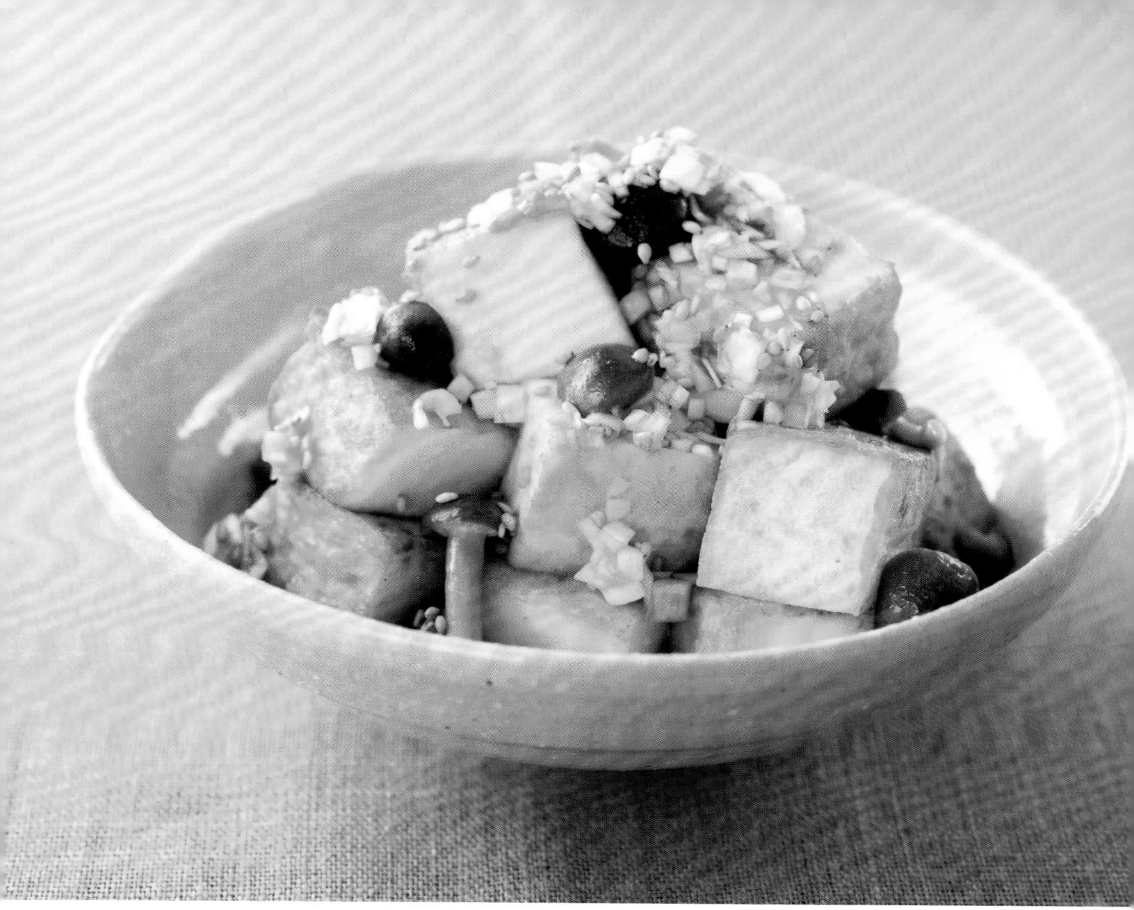

油豆腐煎久一點更酥香

油豆腐拌糖醋菇

材料（2人份）

油豆腐……1塊（230g）
鴻喜菇……1包
調理用油……1小匙
長蔥……¼根
炒白芝麻……2小匙
A 醬油……2大匙
LAKANTO S……2大匙
穀物醋……½大匙
水……½大匙

作法

1 油豆腐切成3cm見方塊狀，長蔥切末。鴻喜菇切除附有木屑的蒂頭，拆成小株。
2 在耐熱容器中拌勻A，以微波爐（600W）加熱約1分鐘後，拌入蔥末和芝麻。
3 平底鍋內倒入調理用油熱鍋，放入油豆腐，不停翻動直到表面煎至酥黃，再加入鴻喜菇炒熟。
4 盛盤，淋上2。

醣類	4.4g	蛋白質	28.4g
熱量	411kcal	脂質	30.0g

利於保存用途多多的方便食材！

罐頭的簡易變化食譜

含醣量會因調味而增減，請善用低醣的食材。

務必善用的罐頭

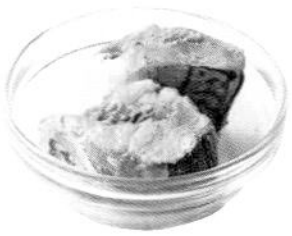

水煮鯖魚罐頭

所謂水煮，就是用鹽水煮熟魚肉。除了鯖魚，其他水煮魚類罐頭也都幾乎不含醣類。不過味噌煮罐頭含有許多醣分，所以NG。

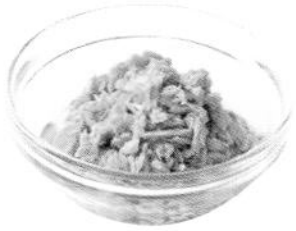

鮪魚片罐頭（鮪魚罐頭）

水煮罐頭的脂肪含量少，很適合減重。含有EPA與DHA。有調味的產品都NG。

撒上大量統整風味的黑胡椒

鯖魚罐頭炒蕈菇

材料（2人份）

鯖魚罐頭……1罐（220g）
舞菇……½包
香菇……3朵
鴻喜菇……½包
青蔥（切蔥花）……少許
鹽……一小撮（2g）
酒……½大匙
黑胡椒……少許
調理用油……1小匙
A 日式高湯……25g
　穀物醋……½大匙
　醬油……1小匙

作法

1 菇類切除附有木屑的蒂頭。香菇切薄片，舞菇與鴻喜菇拆成小株。
2 平底鍋內倒入調理用油熱鍋，放入1翻炒，撒鹽炒至出水，淋酒，讓酒氣燒散。待湯汁收乾，將鯖魚罐頭整罐倒入鍋中煮熱，倒入A，拌炒至整體入味，醬汁收乾。
3 盛盤，撒上蔥花，再撒少許黑胡椒。

醣類	1.6g	蛋白質	25.7g
熱量	255kcal	脂質	14.8g

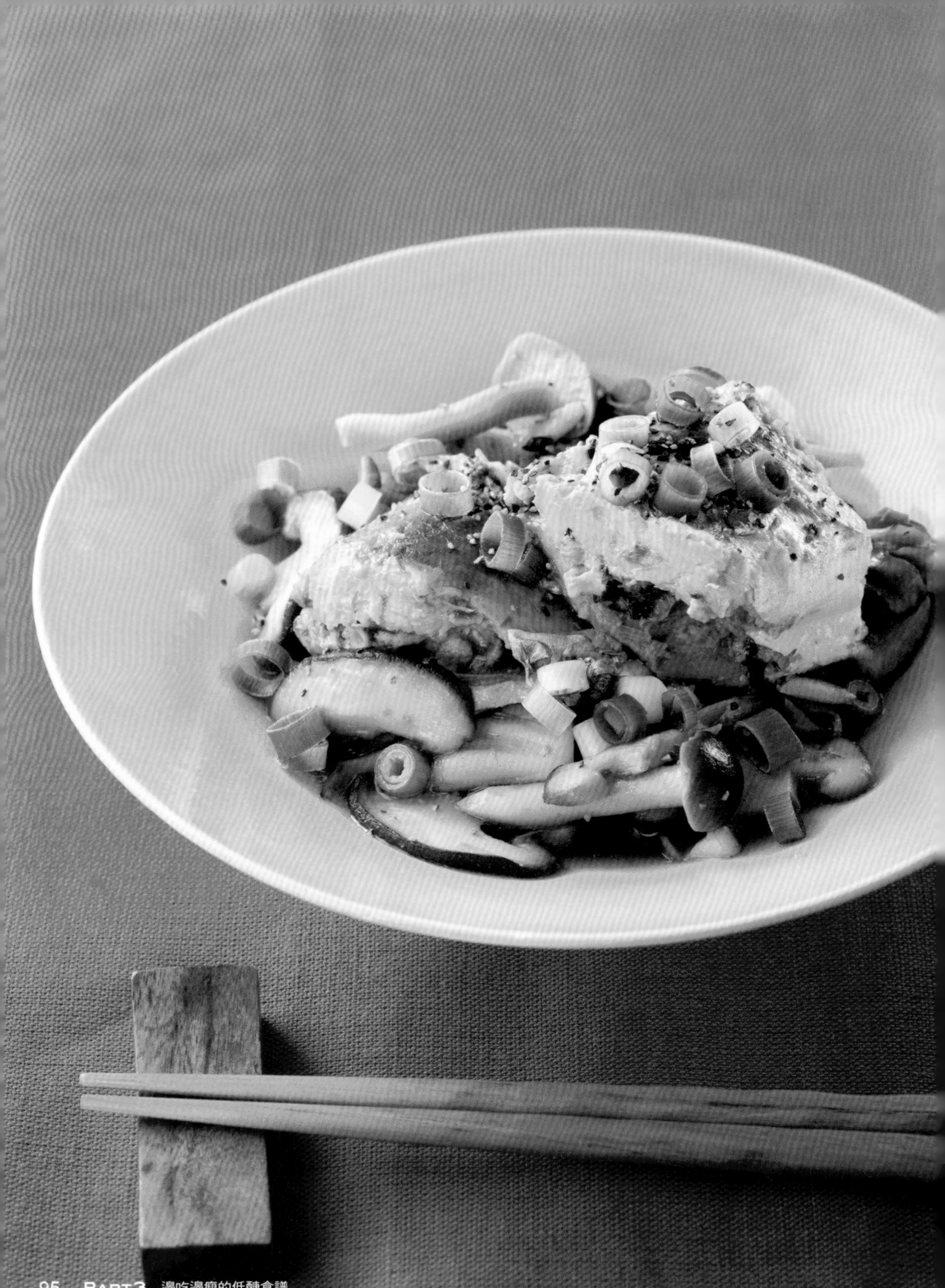

加入大量辛香蔥末，更易於入口

芝麻味噌醬拌鯖魚罐頭

材料（2人份）

鯖魚罐頭……1罐（220g）
長蔥……¼根
蘿蔔嬰……1包
調理用油……1小匙
A 味噌……2大匙
　酒……1大匙
　炒白芝麻……1大匙

作法

1 長蔥切末備用。
2 在大碗中攪拌A，再加入1拌勻。
3 鯖魚罐頭瀝乾湯汁。
4 平底鍋內倒入調理用油熱鍋，倒入鯖魚肉輕炒，再加入2，炒到整體入味。
5 盛盤，擺上切成適口大小的蘿蔔嬰。

醣類……4.8g	蛋白質……26.6g
熱量……309kcal	脂質……17.8g

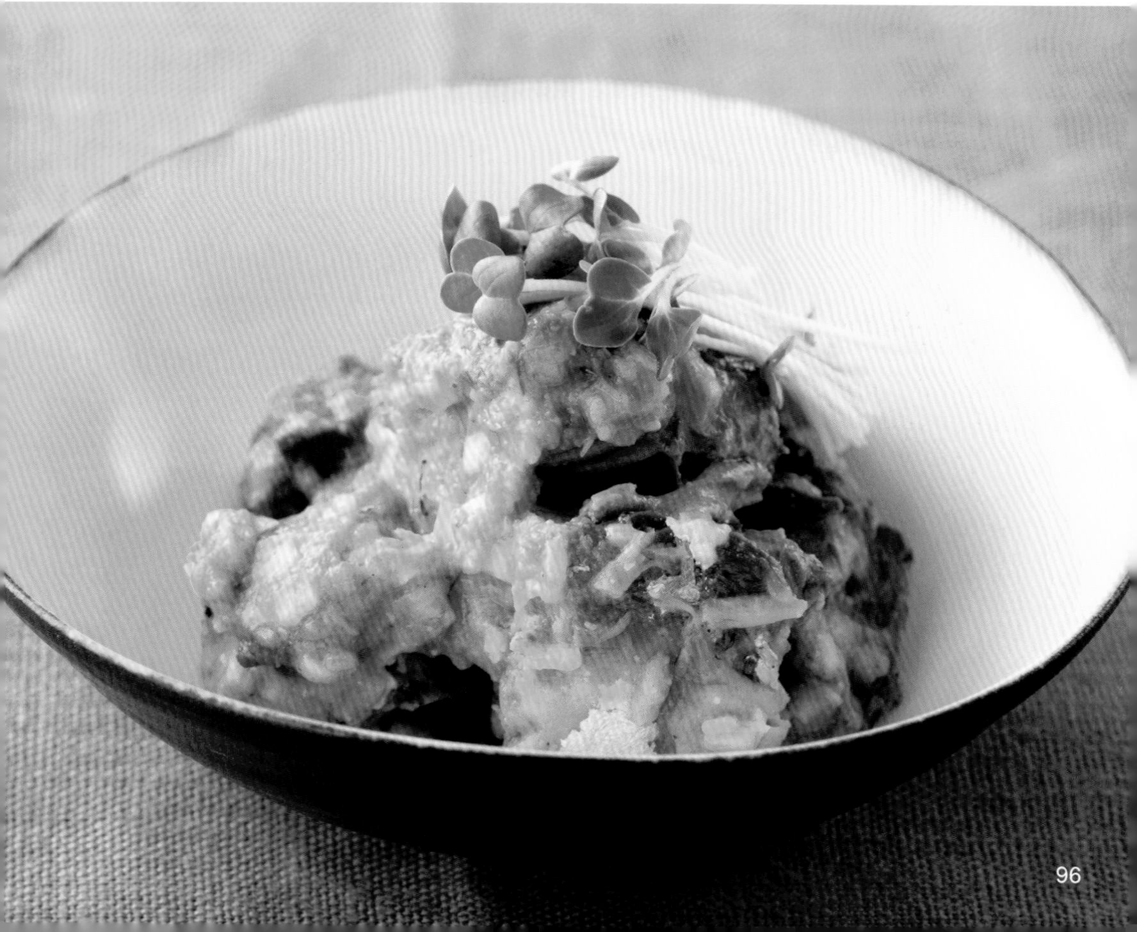

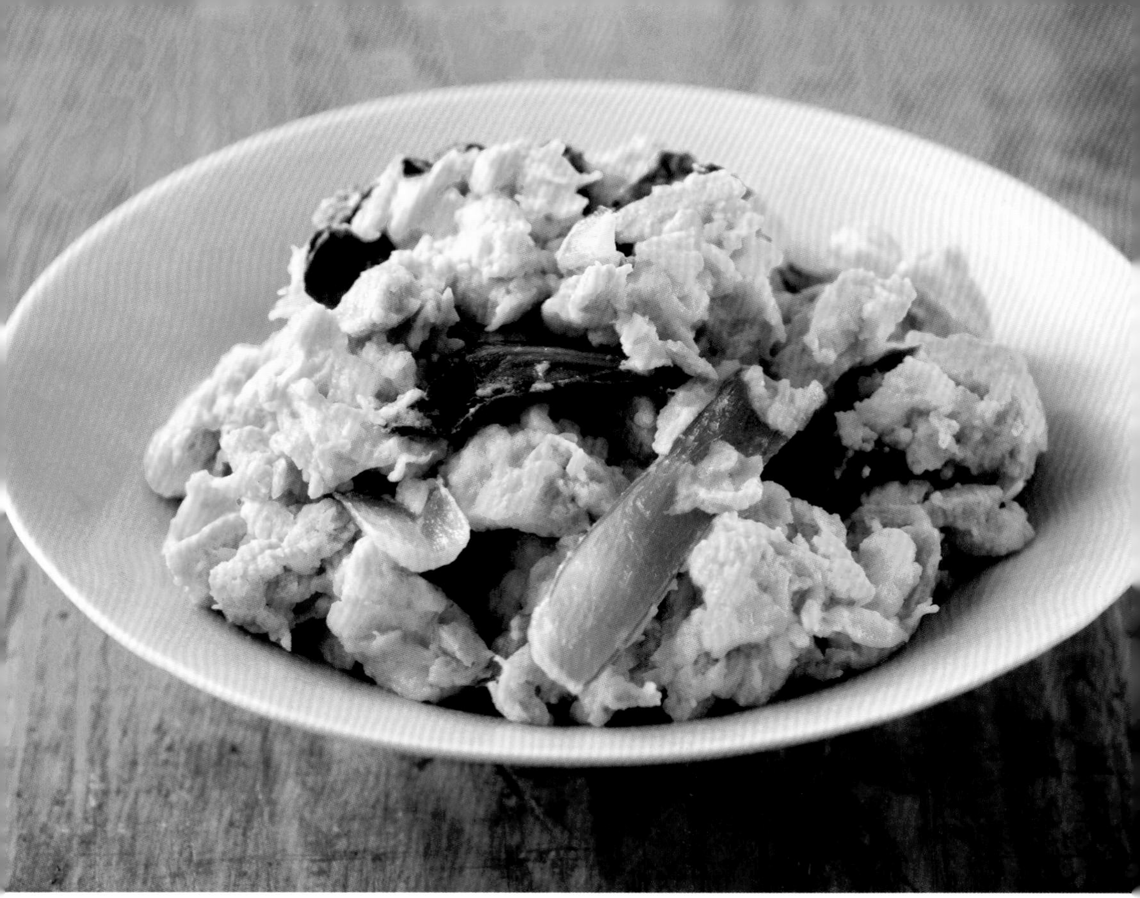

可同時攝取膳食纖維與維生素C

鮪魚炒蛋

■ **材料（2人份）**

鮪魚罐頭……1罐（80g）
蛋……2個
小松菜……1株
日式高湯粉……5g
調理用油……1小匙
鹽、胡椒……各少許
醬油……1小匙

■ **作法**

1 小松菜用滾水快速氽燙，擠乾水份，切成5cm小段。
2 鮪魚罐頭瀝掉多餘油脂。
3 將蛋打進碗中，加入日式高湯粉拌勻。
4 平底鍋內倒入調理用油熱鍋，放入鮪魚與小松菜拌炒，倒入3，以鹽、胡椒、醬油調味，待蛋液凝固就可關火。

醣類……1.5g	蛋白質……14.4g
熱量……142kcal	脂質……8.0g

從烤甜點到果昔，還有冰涼甜點！

低醣甜點食譜

享用減重中也OK的甜點，補充心靈的營養！

務必善用的食材

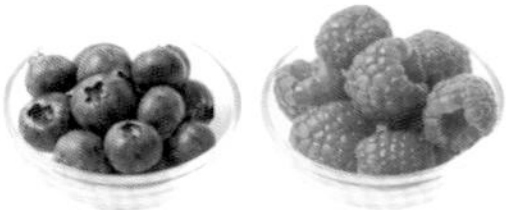

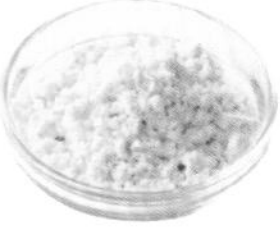

藍莓、覆盆子

在水果中含醣量最低的就是莓果類。除了維生素和礦物質，多酚含量也很豐富。

黃豆粉

黃豆粉是以生黃豆磨粉製成的，帶有豆腥味是特徵。可取代小麥粉使用，廣受注目。

優格

若要使用醣類，請選擇無糖優格並減少用量。可改善腸內環境，請善加利用。

使用低醣水果

藍莓優格凍

材料（4杯）

［優格凍］
原味優格……300g
鮮奶油……¼杯
豆漿……¼杯
LAKANTO S……30g
吉利丁粉……8g

［藍莓慕斯］
藍莓……30g
鮮奶油……130ml
吉利丁粉……5g
豆漿……¼杯

［裝飾］
藍莓……6顆
薄荷葉……適量

作法

1 製作優格凍。將豆漿裝入耐熱容器內，用微波爐（600W）約加熱30秒，加入LAKANTO S與吉利丁攪拌至溶化。
2 大碗中放入優格、鮮奶油與1拌勻，倒進杯子至半滿，放入冰箱冷藏1小時使其凝固。
3 做藍莓慕斯。將豆漿裝入耐熱容器內，用微波爐（600W）約加熱30秒，加入吉利丁攪拌至溶化，再倒入搗碎的藍莓，仔細拌勻。
4 大碗中放入鮮奶油，打至7分發，加入3拌勻，倒在從冰箱取出的2上，再放回冷藏庫冰30分鐘使其凝固。
5 在4上裝飾藍莓與薄荷葉。

醣類	13.7g	蛋白質	14.9g
熱量	539kcal	脂質	46.1g

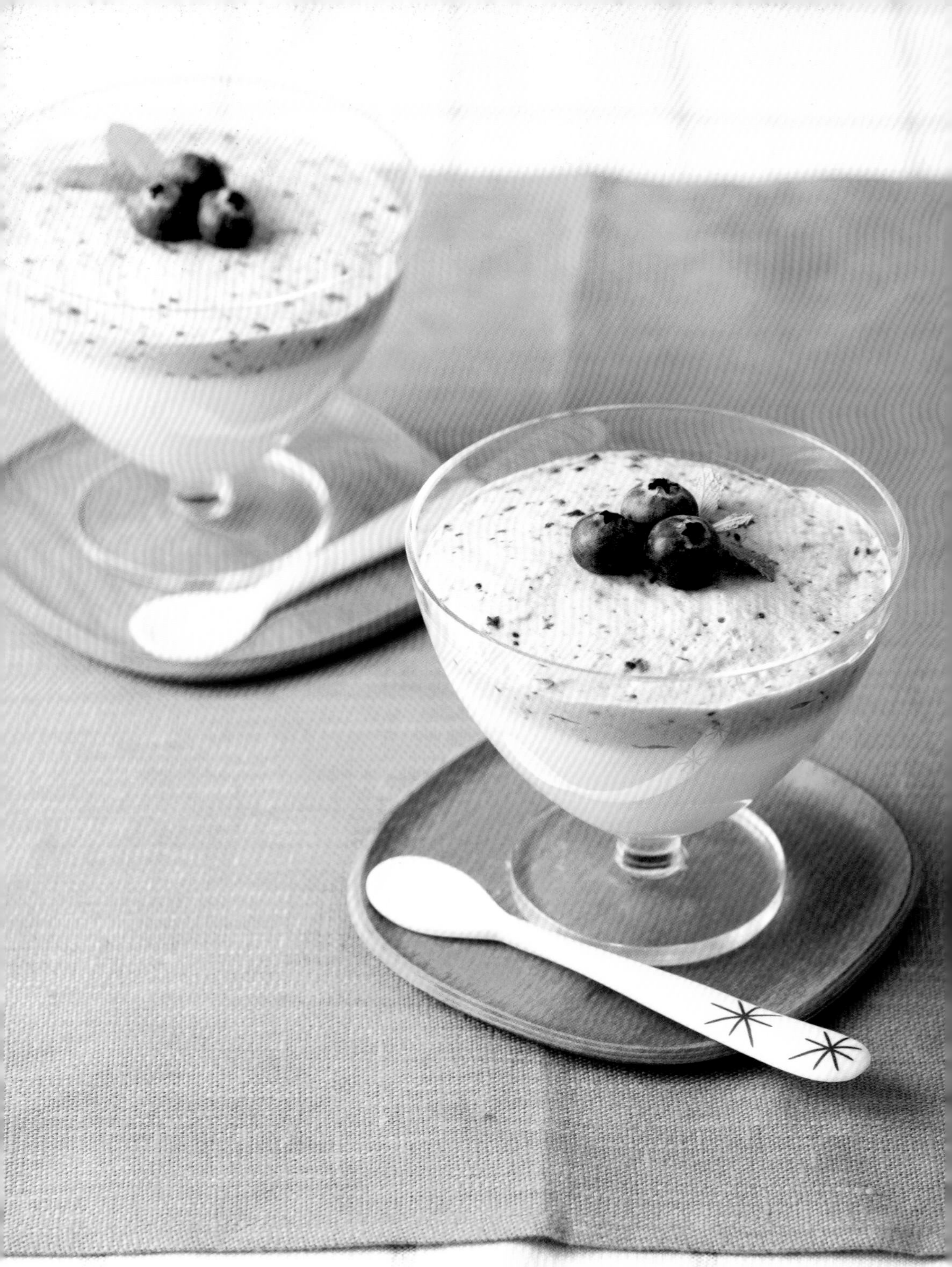

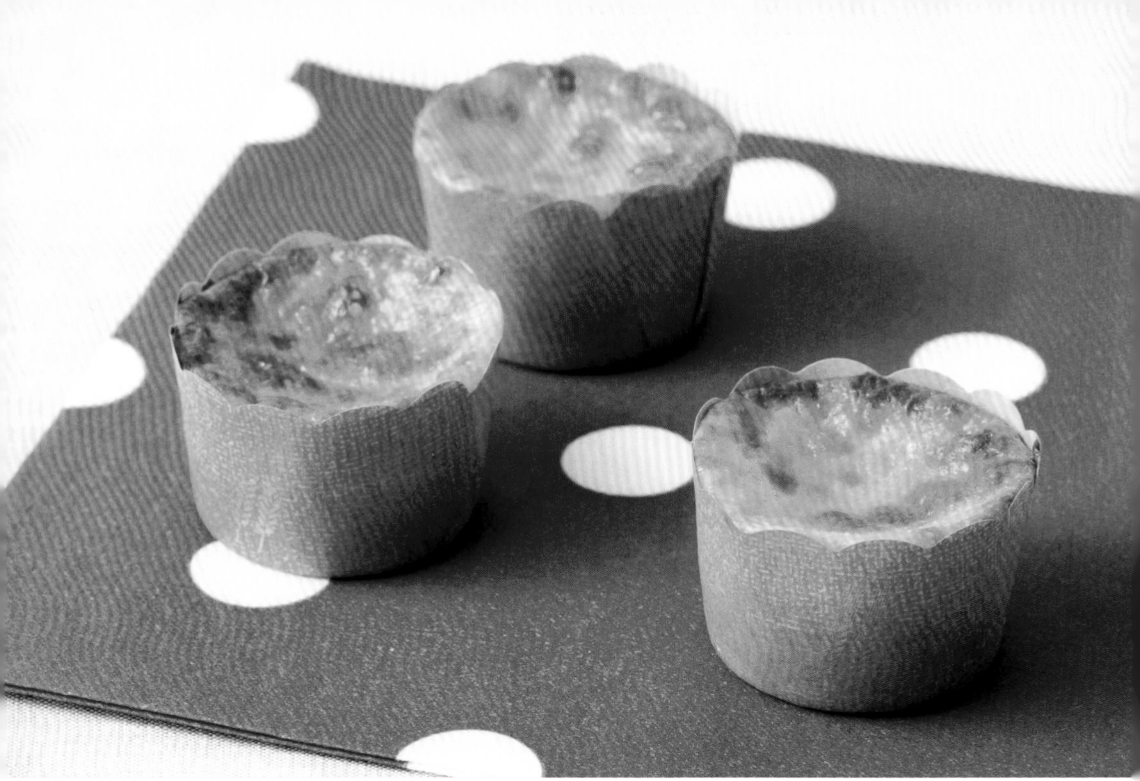

加入豆腐與黃豆粉的蛋白質甜點

優格烤甜點

■ 材料

（直徑4cm的模型10個）

原味優格……½杯
嫩豆腐……⅓塊（100g）
起司粉……2大匙
LAKANTO S……2又½大匙
檸檬汁……1大匙
蛋……2個
黃豆粉……2大匙
泡打粉……1小匙

■ 作法

1 豆腐瀝水30分鐘。
2 優格、豆腐、起司粉、LAKANTO S的一半份量、檸檬汁統統倒入果汁機內打勻。
3 把2倒入大碗中，加入剩下的LAKANTO S，打發3分鐘。
4 蛋打入大碗中，隔水加熱並攪拌，直到開始變濃，加入3並翻拌均勻，最後倒入黃豆粉與泡打粉，輕輕攪拌避免結塊。
5 將4倒入模型至8分滿，放入以攝氏180度預熱的烤箱中烘烤30～40分鐘。

醣類……2.1g	蛋白質……5.5g
熱量……68kcal	脂質……3.7g

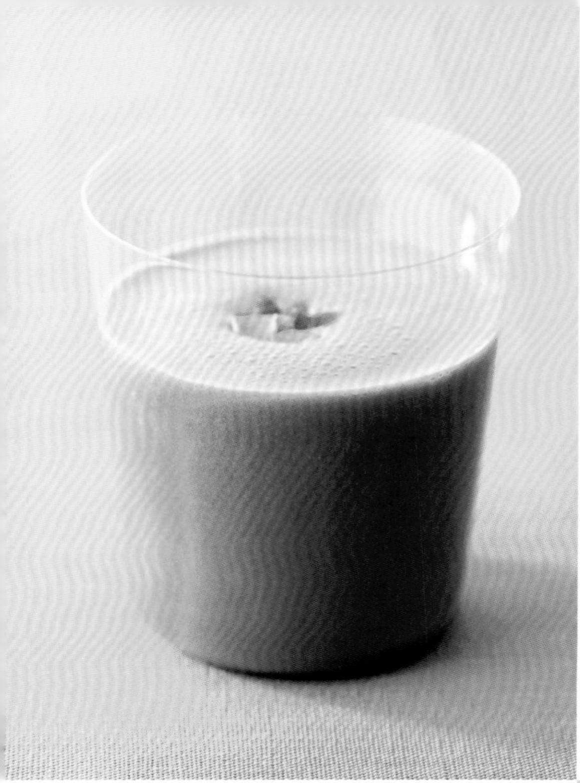

可可含量100%的純可可粉
是低醣食物

低糖堅果可可奶昔

材料（2人份）

豆漿……¼杯
純可可粉……½小匙
LAKANTO S……1大匙
杏仁奶……1杯

作法

將所有材料放進果汁機打勻，倒入杯中，再撒上杏仁片（份量外）。

醣類	1.6g	蛋白質	3.9g
熱量	77kcal	脂質	6.2g

用原味優格增添蛋白質

低醣覆盆子果昔

材料（2人份）

原味優格……50g
覆盆子……5顆
豆漿……¾杯

作法

將所有材料放進果汁機打勻，倒入杯中，再擺上覆盆子（份量外）。

醣類	3.8g	蛋白質	3.8g
熱量	54kcal	脂質	2.3g

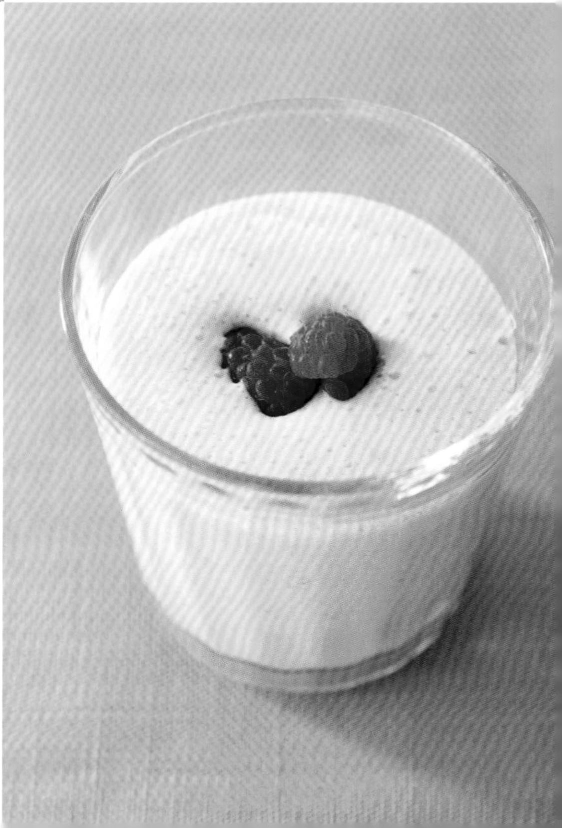

從挑戰開始！

低醣質食譜2週飲食計畫

第3天	第2天	第1天	
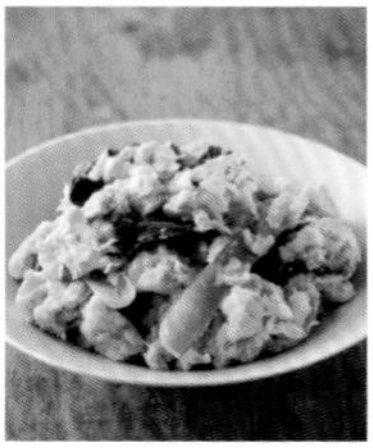 • 鮪魚炒蛋 • 田裡肉PLATE	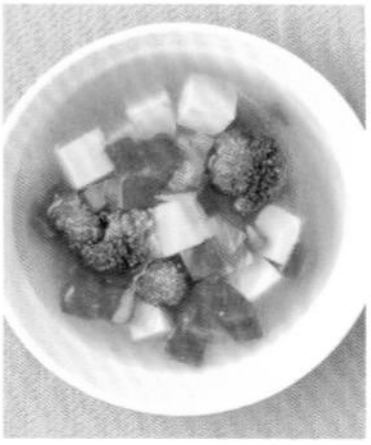 • 豆腐蔬菜雞湯 • 田裡肉PLATE	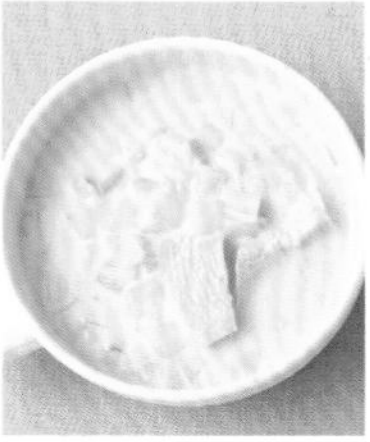 • 雞肉滿滿豆乳湯 • 海鮮PLATE	早
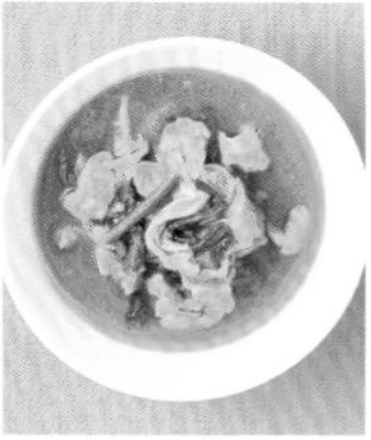 • 豬肉咖哩湯 • 海鮮PLATE	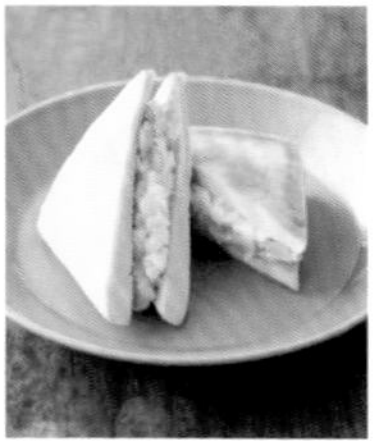 • 高野豆腐三明治 • 鮭魚玉子燒	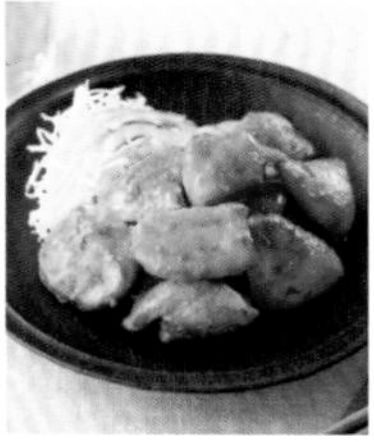 • 薑燒雞腿肉 • 雞里肌PLATE	午
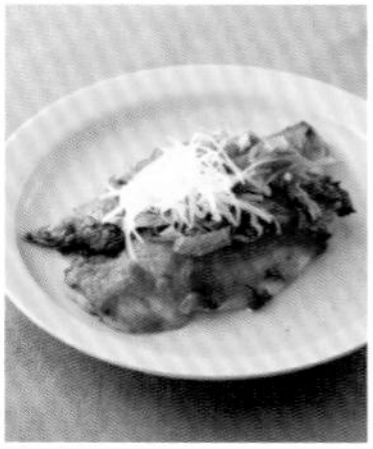 • 甜味噌烤竹筴魚 • 肉燥嫩豆腐	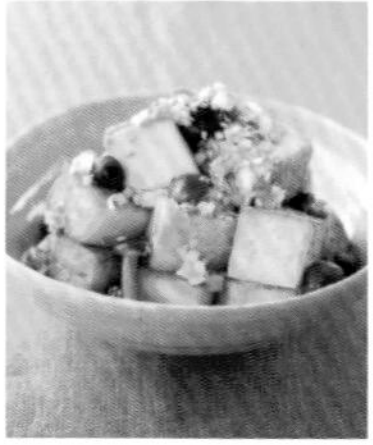 • 油豆腐拌糖醋菇 • 黏黏PLATE	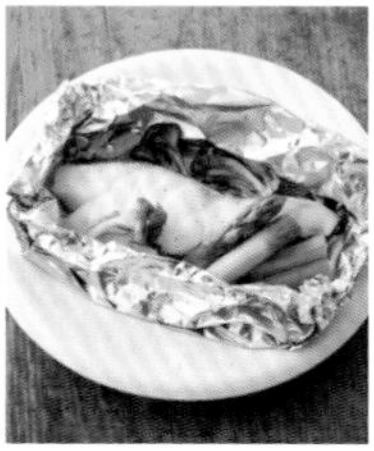 • 包起來就好！ 鱈魚錫箔燒 • 黏黏PLATE	晚

從習慣低醣飲食到產生結果，最快也要2個禮拜。首先，徹底撐過這段期間是最重要的。話雖如此，思考要吃什麼也有點麻煩……因此，我們組合了書中介紹的低醣湯品和主菜，排出2週的早、午、晚餐計畫。3餐都有主餐和配菜等2道以上的餐點，肚子也能很滿足！

第7天	第6天	第5天	第4天
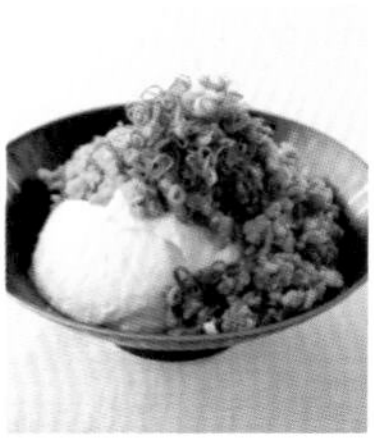 • 肉燥嫩豆腐 • 黏黏PLATE	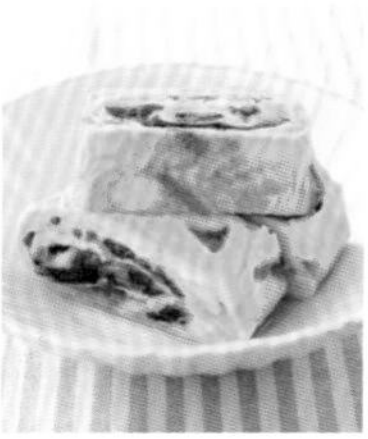 • 鮭魚玉子燒 • 田裡肉PLATE	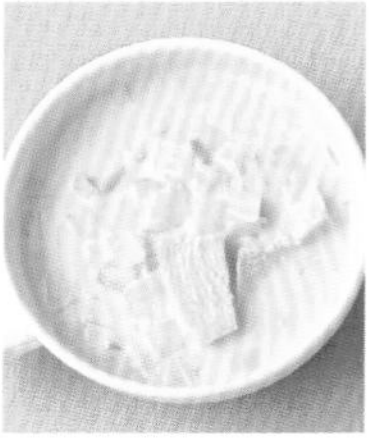 • 雞肉滿滿豆乳湯 • 黏黏PLATE	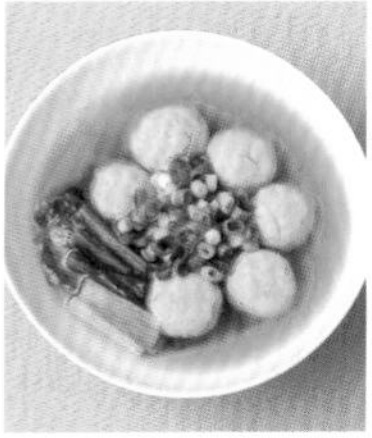 • 雞肉丸子湯 • 鮪魚炒蛋
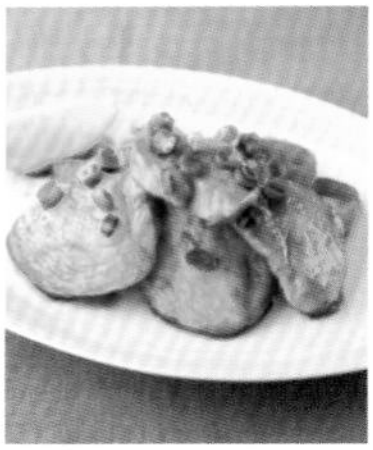 • 雞塊風味炒雞胸肉 • 海鮮PLATE	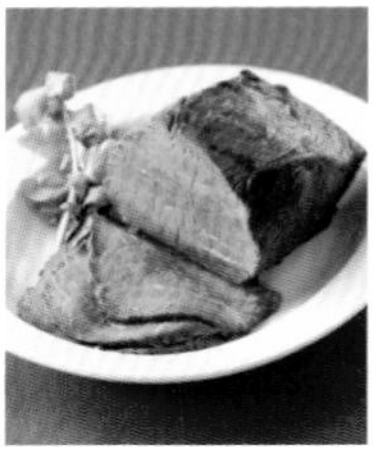 • 烤牛肉 • 田裡肉PLATE	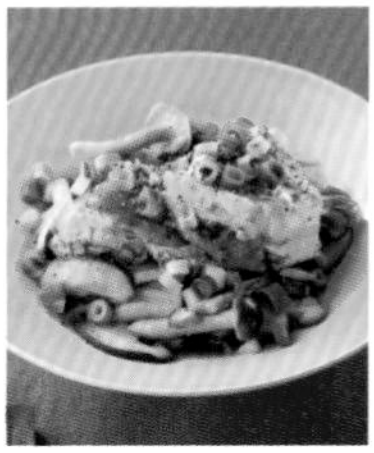 • 鯖魚罐頭炒蕈菇 • 雞肉丸子湯	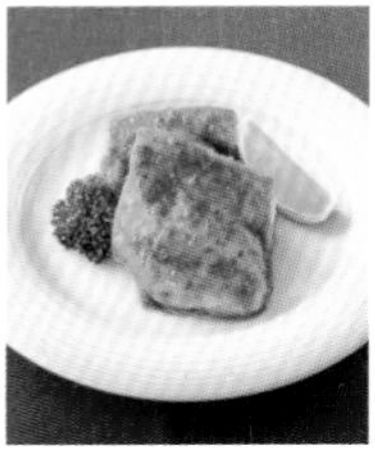 • 旗魚排 • 雞里肌PLATE
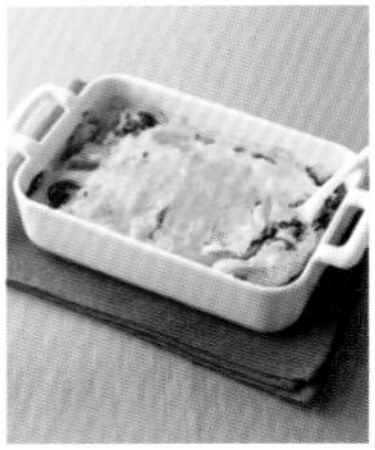 • 豆腐焗烤 • 豆腐蔬菜雞湯	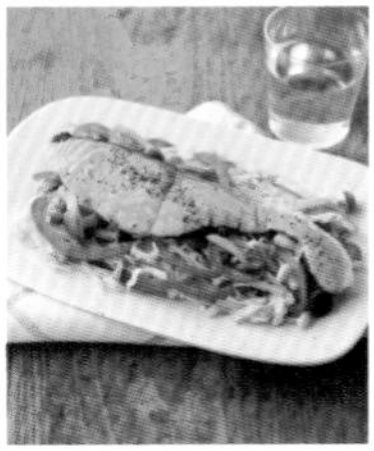 • 鮭魚鏘鏘燒 • 雞肉丸子湯	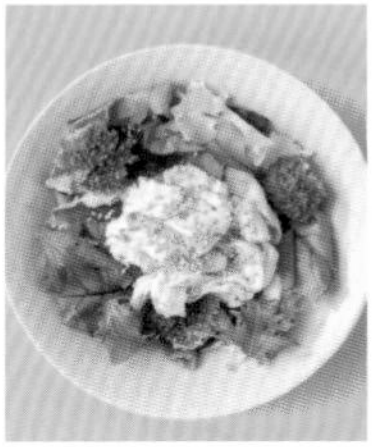 • 鮭魚玉子燒 • 雞里肌PLATE	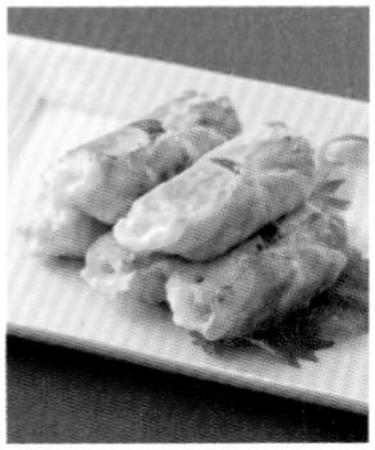 • 乳酪青紫蘇豬肉卷 • 豆腐蔬菜雞湯

第10天	第9天	第8天	
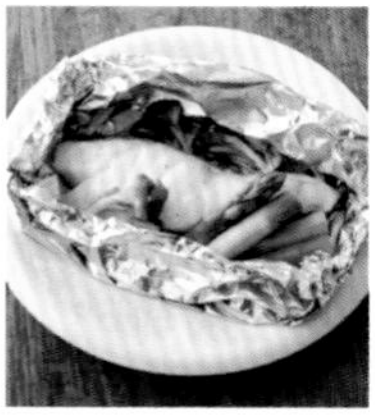 • 包起來就好！鱈魚錫箔燒 • 田裡肉PLATE	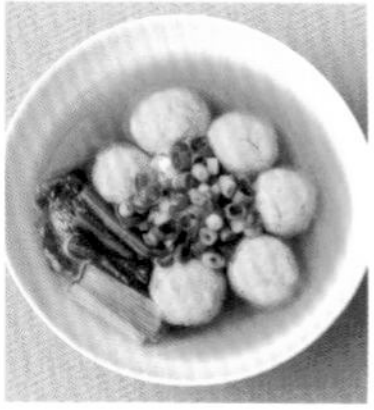 • 雞肉丸子湯 • 鮪魚炒蛋	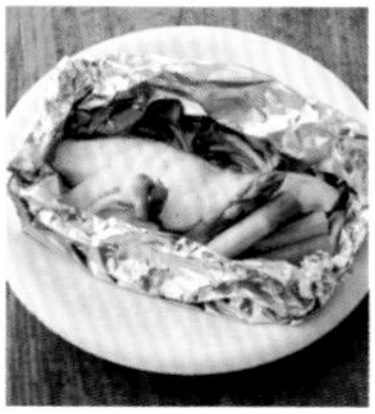 • 包起來就好！鱈魚錫箔燒 • 黏黏PLATE	早
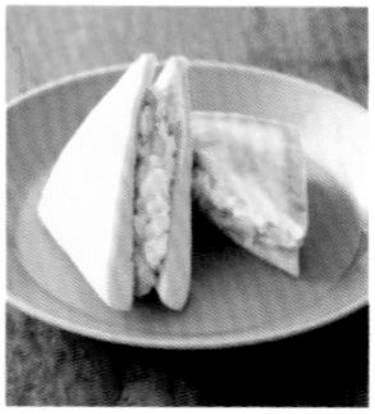 • 高野豆腐三明治 • 海鮮PLATE	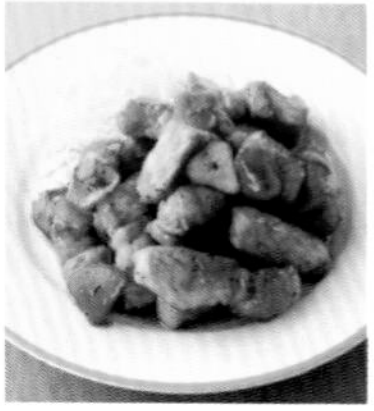 • 蒜香豬排 • 海鮮PLATE	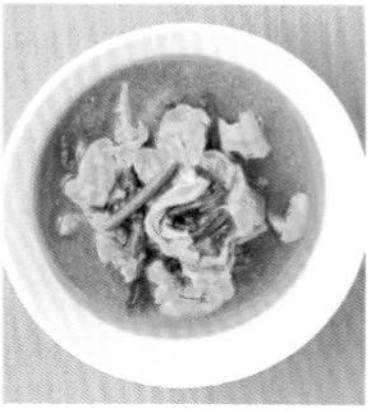 • 豬肉咖哩湯 • 海鮮PLATE	午
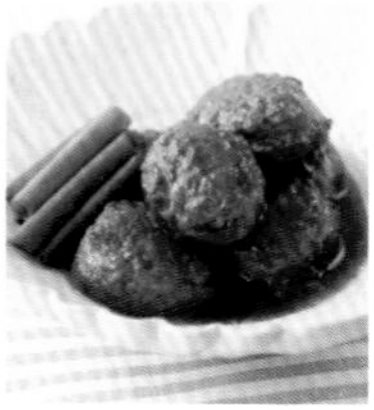 • 香菇鑲肉 • 海鮮PLATE	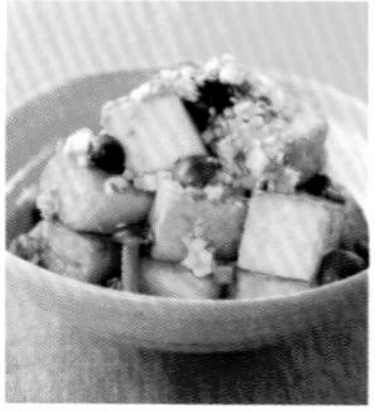 • 油豆腐拌糖醋菇 • 黏黏PLATE	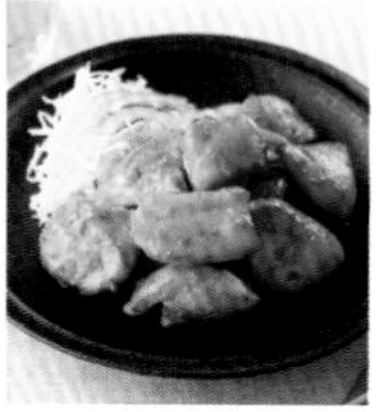 • 薑燒雞腿肉 • 黏黏PLATE	晚

第14天

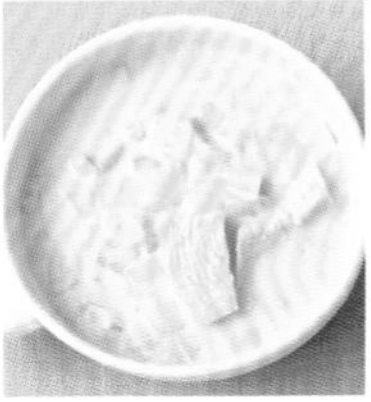

- 雞肉滿滿豆乳湯
- 黏黏PLATE

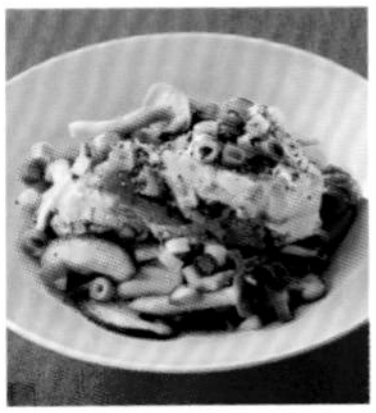

- 鯖魚罐頭炒蕈菇
- 雞肉丸子湯

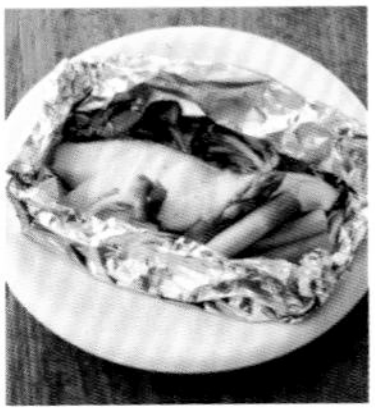

- 包起來就好！
  鱈魚錫箔燒
- 黏黏PLATE

第13天

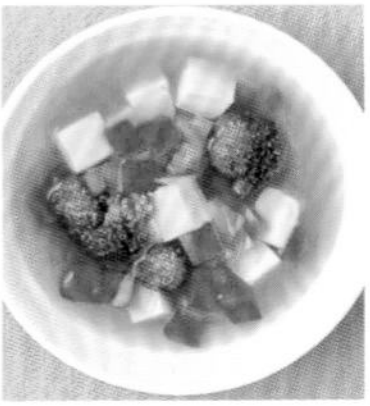

- 豆腐蔬菜雞湯
- 雞里肌PLATE

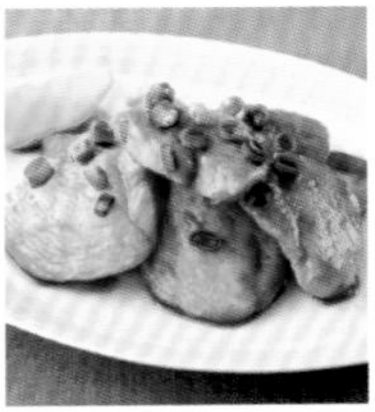

- 雞塊風味炒雞胸肉
- 田裡肉PLATE

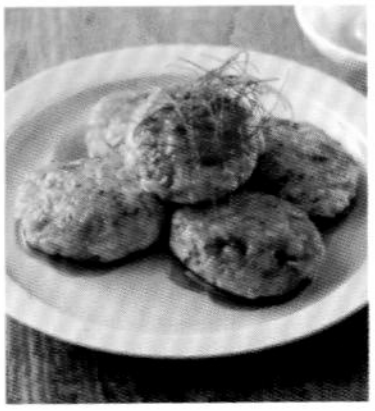

- 香菇雞肉餅
- 黏黏PLATE

第12天

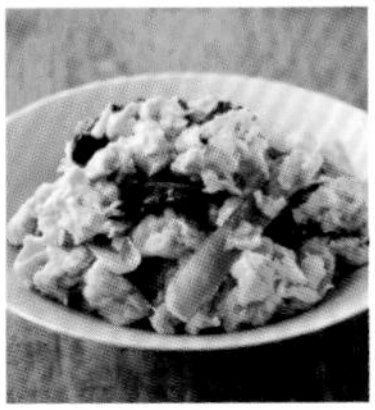

- 鮪魚炒蛋
- 田裡肉PLATE

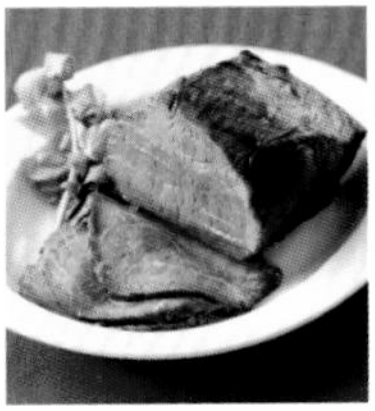

- 烤牛肉
- 豆腐蔬菜雞湯

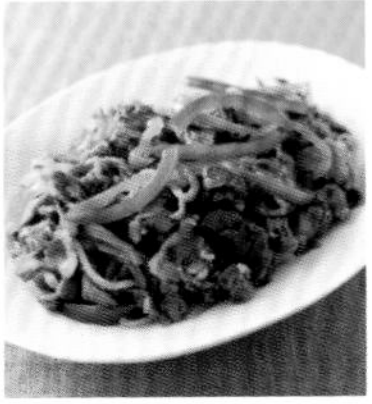

- 甜鹹炒牛肉
- 肉燥嫩豆腐

第11天

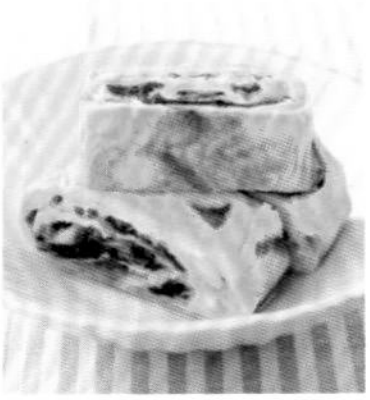

- 鮭魚玉子燒
- 田裡肉PLATE

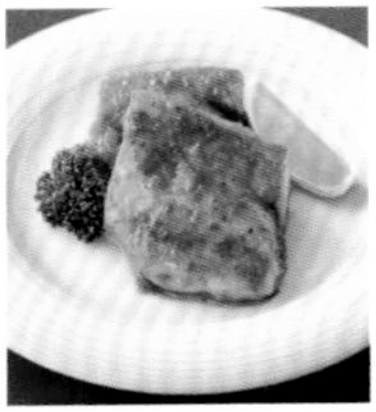

- 旗魚排
- 海鮮PLATE

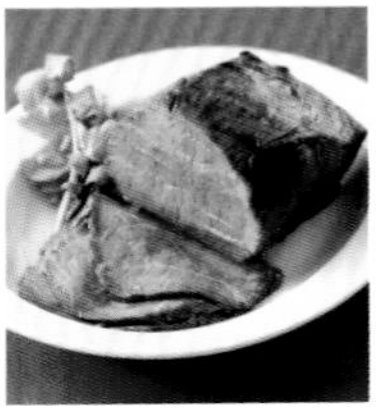

- 烤牛肉
- 海鮮PLATE

COLUMN

聽聽RIZAP的
營養師芦野小姐
怎麼說！

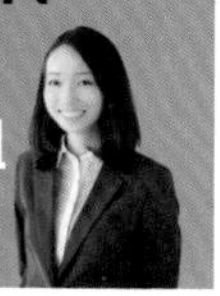

RIZAP的飲食app是什麼？

在RIZAP，我們規定會員每天把飲食記錄發送給指導教練，教練會針對內容給予建議。雖然有許多人會用電子郵件寄送，不過多數會員用的還是會內專屬的「飲食app」。

操作輸入十分簡單，只要按一下按鈕，除了記錄每餐的內容，還包括飲料、點心等一整天下來吃喝的食物，馬上就能掌握攝取了多少醣類、蛋白質和脂質。

此外，藉由輸入與體重增減息息相關的排便狀況，能更加正確理解身體的狀態。

以這些資料為基礎，收到會員日常報告的責任教練，會回覆像是「晚上吃得太多了，請挪到中午吧」、「請再少吃一點根莖類，換成葉菜類吧」等等，可以馬上實踐的具體建議。

現在，這款app仍在不停改版進化。之後我們預定加入睡眠時間和健康狀況等項目，如此一來就能在生活節奏上給予會員更適當的建議。記錄飲食內容傳送給教練，能重新審視飲食生活，邁向健康體型。藉此也能學習日後維持體態的實踐方法。

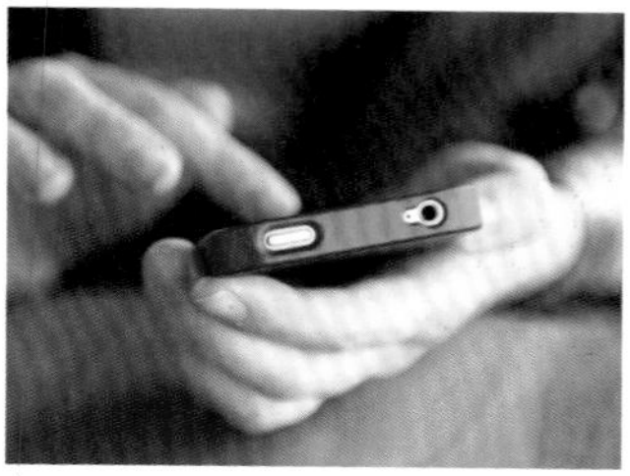

PART 4

邁向成功的心理訓練

誰都會有減重效果停滯的時期。
克服這段期間，得以持續維持動力的
RIZAP式心理管理訓練是什麼？

開始前的心得
實踐時不要大幅改變生活型態

不要否定自己的喜好，而是漸進式的意識改革

在本書的PART1到3中，你應該已經了解RIZAP式的飲食方法。不過還有一件重要的事——那就是心理建設。因為，想要獲得理想身材，保持積極的心態是很重要的。

體型要改變需要一定的時間，必須持續減重的飲食和運動。過於勉強的減重總是不長久，各位應該再了解也不過。

打個比方，要「30年來都沒在吃早餐」的人突然變成「每天好好吃早餐」，是很困難的吧？急遽轉變至今以來的生活習慣，通盤改掉自己的嗜好絕非易事。想讓減重長久

持續下去，最重要的，就是盡量不要改變生活型態，也不要否定自己的喜好。

具體來說，該怎麼做才好呢？就以前述的例子來說，假設不吃早餐的理由是「做早餐很麻煩」。RIZAP會建議這類人「就從不需要料理的納豆和豆腐開始嘗試」。先從可簡單攝取的蛋白質來源慢慢開始吃，只要一點一滴累積行動，「實踐起來好像也不是很難」，減重者的意識也會逐漸產生變化。吃早餐這件事也會漸漸化為習慣。

「RIZAP的醣類ＯＦＦ很辛苦」、「能吃的東西很少」，或許很多人抱持著這類「預設立場」。不過，這是很大的誤解。請試著轉念為「即便在減重，還能吃這麼有份量的飲食！」、「這樣做就ＯＫ了！」。

獲得此生最棒的身體和自信——

這正是RIZAP的核心宗旨。這不僅是所有拿起本書開始計畫減重的讀者的目標，實現這件事，更是RIZAP的目標。在自身生活習慣的延伸線上立下這個目標，一起合作努力吧！

RIZAP式減重

心理訓練 2

開始一個月後隨之出現

停滯期也要撐過去

這是最容易感到挫折的時期，有減重經驗者更要注意！

雖然時間因人而異，不過開始醣類ＯＦＦ大概一個月後，「停滯期」就會出現。所謂停滯期，就是雖然實際感受到體重開始減輕，但卻突然停止，甚至開始微微復胖的時期。

不過，請放心。停滯期是邁向理想身形路上，身體正在變化的過程，是必定會出現的時期。並非表示原本順利進行的減重計畫正在走回頭路。在RIZAP身體改造的會員中，也有會遇上停滯期的人。

希望你注意：「停滯期是許多人會就此放棄減重的危險期間。」過去曾有多次減重經驗的讀者，是否覺得被說中了呢？雖然每個人所需的時間不同，不過只要克服這段期間，此後的減重就會更加順利。請參考左頁，聰明克服停滯期吧！

克服停滯期的5個方法

在雕塑體態路上無法避免的停滯期。只要知道克服方法就沒什麼好怕的！

1 回想最初定下的目標

開始減重過了1個月，很容易不小心忘了當初的目的……。正因如此，才會有這麼多人在途中備感挫折。藉由回想目標，讓心理重新振作起來！

2 要好好進食

3餐都有好好吃嗎？食量少，身體就會轉為節能模式，代謝率下降了，減重也會隨之停滯。在停滯期間，只要好好進食，就算體重稍微增加也沒關係！

3 增加料理的變化

同樣的東西吃久了，營養就會不均衡，攝取的營養素也無法有效率利用。這類人的停滯期往往會拖得很長。多嘗試各種低醣食材，拓展飲食的變化！

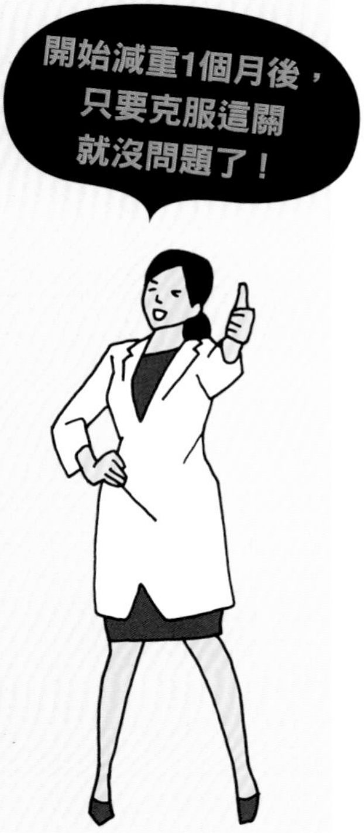

4 重新審視運動量

減重面臨停滯時，請採用不減少進食，而是增加運動量的對策。沒有安排肌肉訓練的日子，可以提前一站下車走路，或是改爬樓梯，試著從日常生活中增加運動量！

5 檢視每天的生活

睡眠時間是否充足？身體沒有好好休息，代謝週期也會跟著停滯。徹底做好自我管理，重新找回「絕不能背叛訂下目標的自己」這種強烈決心！

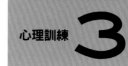

維持動機很重要

減重的過程也要很享受

看著逐漸變化的身體，幹勁也更加高昂

許多在RIZAP持續堅持瘦身、最後達成目標的人，都是一開始就調整生活習慣，確實減少飲食中的醣類、努力運動，並保持充足睡眠。即便如此，減重要持續長久，動機最重要。RIZAP也非常重視心理建設。

在「克服停滯期的方法」（第111頁）中也曾提到，「回想最初設定的目標」，是維持動機的方法之一。此外，「享受逐漸改變的身體」，也是堅持減重心態的強大推力。

例如，可以每天量體重，在鏡子前端詳自己的身體，感受衣服穿起來的鬆緊度。減重的過程中，像是「今天狀態不錯」、「變得不容易疲勞了」，感到身體很舒服這件事，也是確認減重的方向是否正確的指標，能讓人找到自信。

提升動機的4個方法

穿衣尺寸變小是一大動力。請周遭親友鼓勵自己也是個方法。

1 稱讚自己

訂出幾個小目標，只要達成了，就獎勵努力的自己。在RIZAP，所有教練都是一對一陪伴訓練，從飲食到訓練，提供全方位的支援。

2 確認衣服的合身感

因為穿衣尺寸變小而提升動力的人可不少。釦眼的位置、裙子或褲子腰部的緊度，請試著跟以前比較看看。褲腰終於不再是鬆緊帶而是鉤釦，穿西裝也不再擠出皺摺，都能讓人大為振奮。

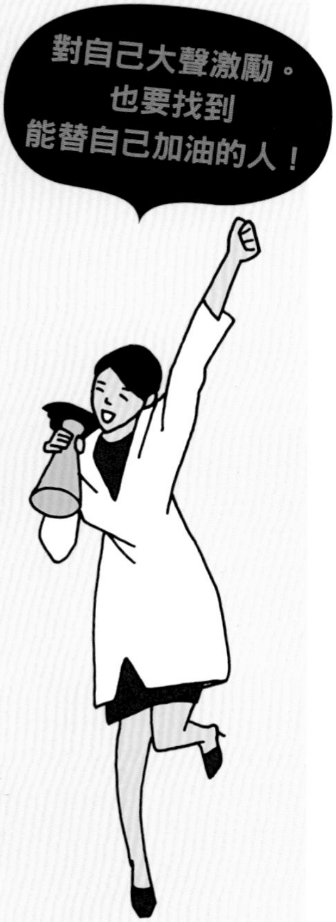

3 每天量體重

過去流行過記錄減肥法，其實量體重是很有效的。不僅要掌握體重數值，若畫成長條圖訴諸視覺，更能提升幹勁。

4 請身邊的人支援自己

向家人或朋友坦言自己正在致力減重，請他們幫忙。有些人選擇自己努力，不過互相鼓勵也是持續減重時的重要動力！

不易變胖的身體與飲食知識

藉著成功體驗自然而然學會

在減重的成功體驗中，身心都會跟著改變

RIZAP式減重讓你得到的絕不只有理想的身材，同時也能學會一生受用的「不易變胖的知識與習慣」。此外，藉著克服目標累積成功經驗，也能獲得積極的情緒和自信。

有些人會擔心，一旦停止了醣類OFF飲食就會復胖。不過「復胖」指的是體重超越「開始減重前的體重」。我們統計，只要遵循RIZAP式減重法，復胖率僅僅只有7%，絕大多數的人都不會復胖。即便減重成功，只要暴飲暴食，當然會變胖。不過，由於RIZAP貫徹打造不易變胖體質的訓練，會員能以從教練學來的知識為基礎，自己靈活搭配飲食和運動。只要參考本書，學會維持不易變胖體質的方法，下次就可稍稍提高目標，挑戰打造更精實的體態。

一生受用的4個雕塑體態關鍵

雕塑體態不只關乎身體，更是心靈的健康管理。

1 不易發胖的身體

所謂不容易發胖的身體，就是肌肉結實、基礎代謝率高的身體。由於全身的脂肪量都會變少，可以雕塑出凹凸有致的身體曲線！

2 飲食控制

藉由分辨高醣與低醣食材，聰明掌控攝取的醣類份量。從此就能好好實踐不攝取過量醣類的飲食習慣！

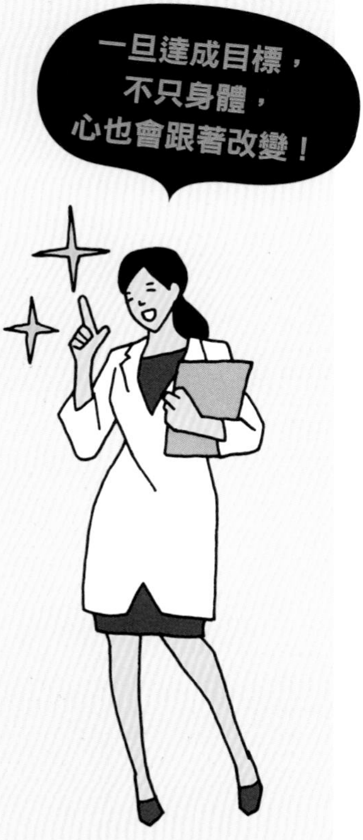

3 健康的生活習慣

每天吃3餐，身體就不會缺乏熱量，攝取的營養也更加均衡。這也能對血糖值和血脂值產生好影響，進而預防生活習慣病！

4 成功經驗帶來的自信

只要體驗過一次的成功，飲食管理就會更容易。行為模式也會跟著改變，像是挑戰至今從未體驗過的事，或者興趣變得更廣泛，生活品質會大幅躍進！

「理想體態」的！

EPISODE 1

達成「最後一次減重」的目標 行動和情緒都更加正向！

竹俣香織小姐（31歲・RIZAP仙台店）

「至今為止試過的減重方法數都數不清，不過無論哪種都不長久……。那時，我看到RIZAP的電視廣告，起了個念頭。『要是這次也不行，我就放棄減肥！這是最後一次』，於是就決定入會挑戰了。

　不過，第1個月真的很痛苦！因為不能吃主食真的太辛苦了。而且我還經歷了整個月體重都沒有減輕的停滯期，意志很消沈……。就結果來說，那些時期我都成功走過來了，但那時支持我的，還是教練的建議和鼓勵訊息。飲食上，教練建議我多補充高蛋白和豆漿。每次當我發訊息給教練，總是給予我很正面的回答，這真的很有鼓舞作用，深深覺得『減肥路上我不是獨自打拚』。我覺得正是因為跟教練兩人三腳，才能不受挫折持續到最後。

　達成目標後大為改變的是精神面。我覺得一定是因為找回自信的影響，自然而然地笑容就變多了，想法也變得非常正面。此外，因為已經記住控制飲食份量和內容的方法，從今以後也能自己好好管理。」

我推薦的低醣食譜

■豆腐漢堡排、芝麻涼拌菠菜、雞肉撒上鹽和胡椒直接拿去烤的作法

嘴饞的時候靠這些解決！

■堅果類、起司片

變了這麼多！

約1年內

體重 -22.9kg

體脂肪率 -20.4%

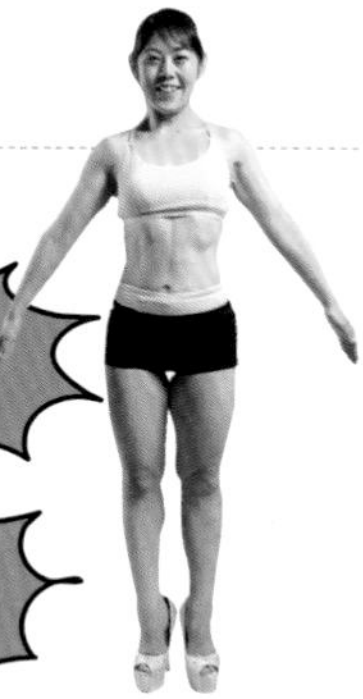

AFTER

體重 47.9kg

體脂肪率 22.8%

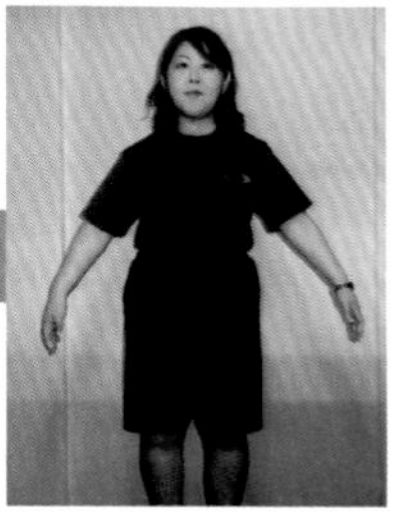

BEFORE

體重 70.8kg

體脂肪率 43.2%

RIZAP 經驗談

我是這樣獲得

EPISODE 2

練出王字腹肌，身體更結實！終於可以享受時尚了

五十嵐太之先生（49歲・RIZAP本厚木店）

「每天工作繁忙生活紊亂，飯局更是接連不斷。體重逐漸增加，血壓和膽固醇值也很高，肝功能更是惡化。想要改變這種生活，是我入會的動機。

雙管齊下以前，我曾經試過只限制飲食的減肥法，結果不太順利……。不過，RIZAP從飲食和運動雙管齊下，讓我很放心。下半身的訓練很辛苦，不過看著自己的身體改變很開心，我想這就是得以持續下去的秘訣吧。

我每天的飲食，早餐是玉子燒和低醣麵包，中午是烤魚、沙拉、味噌湯、豆腐等，晚餐則吃炒蔬菜、鍋物、關東煮等等。外食的話則多半去燒肉店。如果去超商，我常買的是沙拉、水煮蛋、鹽烤鯖魚、炭烤雞肉串。飯局盡可能推掉，要是非去不可，就只吃生魚片和肉。

身材改變後的最大變化是，終於可以享受時尚和穿搭了。職場上的同事也對我刮目相看。此外，就算體重增加，也可以靠減少醣類攝取、多做肌肉訓練來自己控制體重，是我最大的收穫。」

我推薦的低醣食譜

■炒蔬菜

嘴饞的時候靠這些解決！

■魷魚絲、魷魚腳、腰果、洋菜凍等

變了這麼多！

約6個月內

體重 -25.6kg

體脂肪率 -20.9%

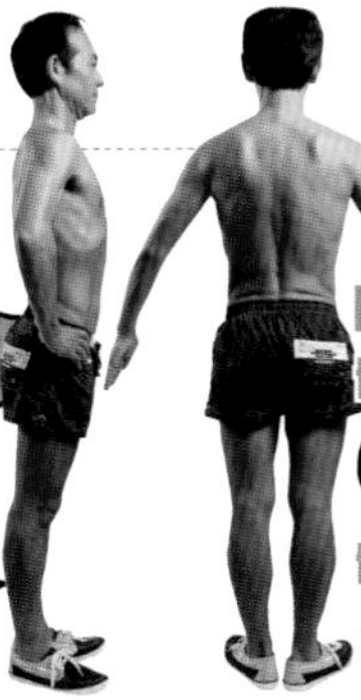

AFTER

體重 61.1kg

體脂肪率 10.6%

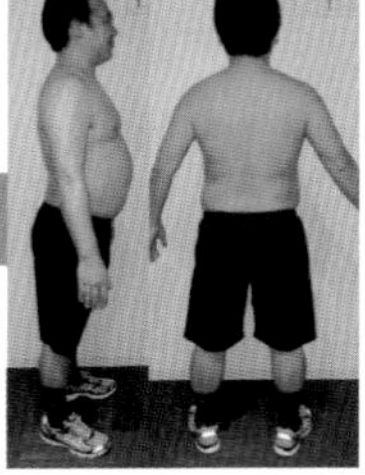

BEFORE

體重 86.7kg

體脂肪率 31.5%

EPISODE 3

無壓力的飲食法讓我很放心！與人交流也變得更活潑了

豐田美穗小姐（41歲・RIZAP六本木店）

「飲食和運動同時支援，而且完全單間制的一對一指導很吸引我，於是決定入會了。我很討厭運動，途中也曾多次感到挫折。不過教練總是用積極的話鼓勵我，讓我得以克服一切。我的心境也漸漸產生轉變，比起上健身房，去RIZAP更像是去美容院或護膚中心的感覺。

　在飲食上，能吃的食材比起想像中更多，讓我很是驚訝！幾乎沒有感受到壓力。飲食的基本是選擇低醣食材，用鹽和胡椒簡單調味，再用炒的、蒸的，或是烤的。我常吃的是鍋物，湯底用豆乳、和風高湯、泡菜等口味玩出變化，讓自己不會吃膩。

　以前胖的時候很在意別人的眼光，不喜歡出門……。不過，每次更接近『讓體脂肪減半』的目標，跟朋友出門就更開心，也更願意走出公寓了。簡直就像身體和心靈都同時變輕了！最開心的，還是可以健康地瘦下來。」

我推薦的低醣食譜

- 蝦、豆腐、羅勒淋上橄欖油拿進烤箱烤
- 湯豆腐擺上雞鬆和蔥，再撒上柚子胡椒
- 雞里肌用小烤箱烤過後當成零食

嘴饞的時候靠這些解決！

- 高蛋白、魷魚絲、堅果類、日式高湯、小魚干等

變了這麼多！

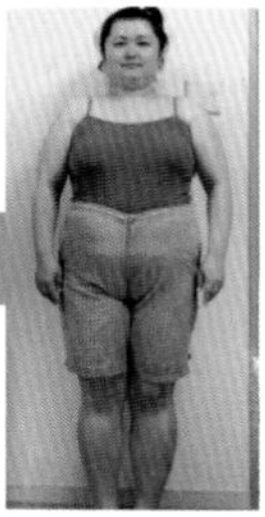

BEFORE

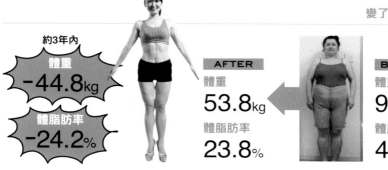

體重 98.6kg

體脂肪率 48.0%

AFTER

體重 53.8kg

體脂肪率 23.8%

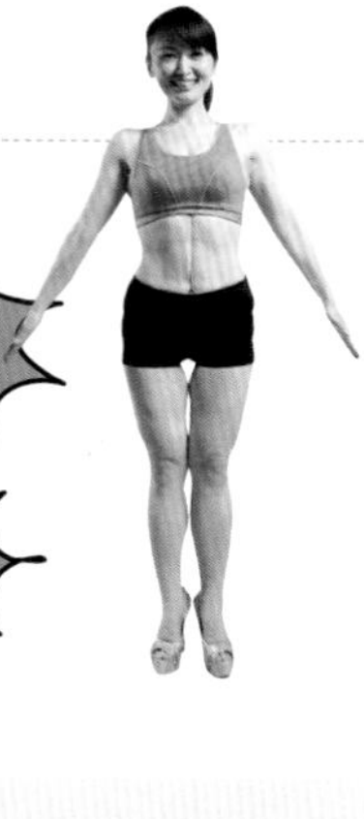

約3年內

體重 -44.8kg

體脂肪率 -24.2%

EPISODE 4

體重和衣服尺寸都變小了！變得好喜歡自己的身體

上沖昌子小姐（32歲・RIZAP小倉店）

「入會的契機，是因為媽媽擔心我的健康而建議我去。我自己並沒有下什麼很強的決心，不過漸漸地，活動身體真的變成一件很開心的事。

最辛苦的不是運動，而是每天的飲食。我用了很多具有飽足感的洋菜、海帶芽、蒟蒻等食材。最喜歡的酒也不得不節制，是挺難受的。不過，我也學會藉著用High Ball取代啤酒，或在喝多的隔天增加訓練量等方法來自我調整。

持續減重最大的動力，就是體重和衣服的尺寸逐漸改變，我穿的運動服尺寸，從3L變成S了！

腰變細了，鎖骨也漸漸浮現，甚至連臉型都改變了，讓我喜歡上自己的身體。

精神上也轉變為『想要挑戰新事物！』的積極心態。對初次見面的人，特別是男性，也能大大方方地講話，真的讓我很吃驚。

雖然也曾碰過停滯期，不過在教練的鼓勵下一起克服了。達成目標的這份成功經驗，我覺得帶給我很大的自信。」

我推薦的低醣食譜

■在蒟蒻絲裡加上大量蔬菜的料理

嘴饞的時候靠這些解決！

■海帶莖、杏仁

變了這麼多！

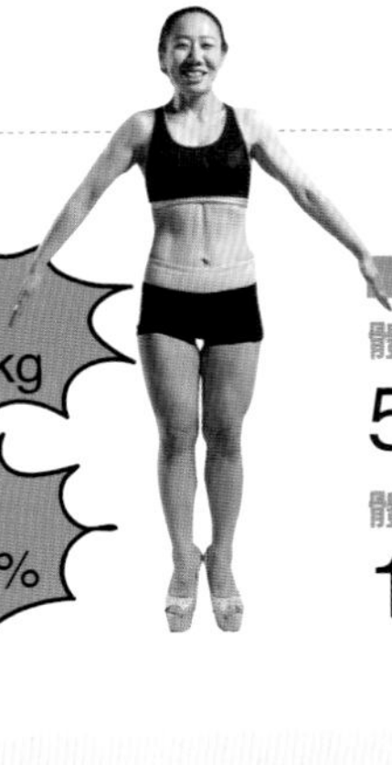

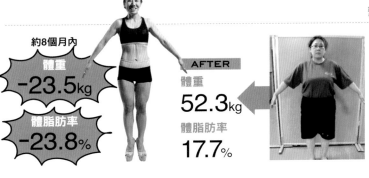

約8個月內

體重 -23.5kg

體脂肪率 -23.8%

AFTER

體重 52.3kg

體脂肪率 17.7%

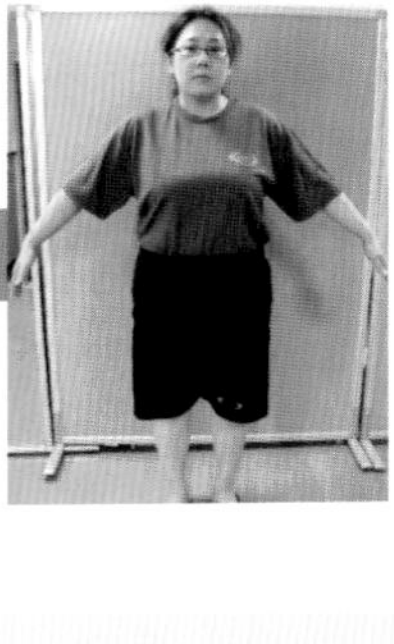

BEFORE

體重 75.8kg

體脂肪率 41.5%

實踐篇

一次解答所有在實行
低醣減重過程中碰上的
各種不安和單純的問題。

Q1 醣類OFF的減重，無論是誰都辦得到嗎？

A 每個人都做得到，不過有些案例需要遵循醫師建議。有糖尿病、腎臟病、活動性胰臟炎、肝硬化的人，請先諮詢主治醫師。也不建議發育期的兒童這樣做。

Q2 有可以吃的甜食嗎？

A 如果想吃甜的東西，請試著找尋甜味料。如果成分是像赤蘚醇這類不會提升血糖的天然甜味料就OK。不過大量攝取可能引起腹瀉，要酌量。

Q3 脂質才是肥胖的原因不是嗎？不節制也沒問題嗎？

A 脂質是細胞膜和荷爾蒙的原料，非常重要，而且在醣類不足時還可補充身體所需能量。雖然不建議過度攝取脂質，但正常情況下是沒問題的。

Q4 吃東西的順序應該怎樣才好？

A 從蔬菜等富含膳食纖維的東西開始吃。可以避免血糖急速上升，也能抑制胰島素分泌。膳食纖維容易帶來飽足感，可防止吃得太多，也可提升消化效率。

Q5 很晚吃晚餐也沒關係嗎？

A 如果是一般的飲食，醣類會在體內變成脂肪，就容易變胖。不過若是醣類OFF食譜，晚點吃也沒問題。話雖如此，為了有效率地雕塑體態，晚上9點以後盡量不要進食。

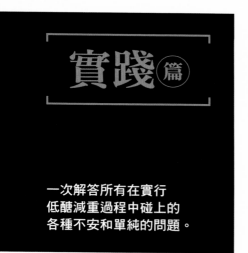

低醣減重疑難雜症Q&A❶

Q6 我討厭吃肉……。

A 蛋白質是肌肉的原料，必須充分攝取。肉以外的蛋白質來源有魚、蛋，還有豆腐、納豆等黃豆製品。不妨就從這些食材攝取蛋白質吧。

Q7 小鳥胃的人應該怎麼辦？

A 為了避免熱量攝取不足，可以在沙拉上淋胡麻油，或是試著吃點心。如果每餐的食量偏少，就增加進食的次數，確保吃下去的量。

Q8 感冒的時候怎麼辦？

A 建議不要吃白粥或烏龍麵，而是吃容易消化的豆腐。做成涼拌或湯豆腐，再加上可讓身體變暖的薑。利用營養價值高的雞蛋做成水煮蛋或蛋花湯也OK！

Q9 孕期中限制醣類攝取也沒問題嗎？

A 沒有問題。因為懷孕期間反而要注意高血糖。不過，應該攝取什麼營養因人而異，最好先諮詢主治醫生。

Q10 一旦限制醣類攝取，身體就會發冷，是真的嗎？

A 如果食量減少，無法充分攝取必須的能量，體內的產熱就會變少，帶來手腳冰冷等症狀。請確保飲食份量，也可喝熱湯，並且適度運動。

RIZAP式飲食指導篇

RIZAP是如何
指導會員飲食的？
一次公開所有RIZAP收到的
問題和答案。

Q1 飲食指導是如何進行的？

A RIZAP的減重方法，主要是以醣類OFF為基礎，給予飲食指導。每位專屬教練每天都會用郵件和會員聯絡，確認飲食內容，並且給予具體的建議和注意事項，有如兩人三腳般合作。

Q2 減重開始停滯不前，我很低落……。

A 停滯的原因有很多，在飲食上，確認是否確實實踐低醣高蛋白飲食，以及卡路里是否不足都很重要。

Q3 年齡會影響效果嗎？

A 效果的呈現程度因人而異。除了年齡，也跟性別、生活型態息息相關。

Q4 真的不會復胖嗎？

A RIZAP稱體重比起開始減肥前還重的情況為「復胖」。比例只有7%。幾乎所有會員都能達成理想身材，並且持續保持。

Q5 達成目標之後，可以維持理想身材嗎?

A RIZAP不只讓你獲得理想身材，還會教你如何不易發胖的飲食知識與習慣，可謂終身受用。達成目標後也可靠飲食和運動自己管理。

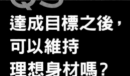

低醣減重疑難雜症Q&A❷

Q6 醣類OFF是只適合年輕人的減肥方法吧？

A 不，其實也很適合應該提防生活習慣病的中高年齡層人士。醣類OFF的減肥法也能預防糖尿病。更能改善血糖值與血脂值。

Q7 我開始便秘了……

A 醣類OFF減肥因為去除碳水化合物，攝取的膳食纖維容易變少，蛋白質也會讓糞便變硬。吃的量不夠，水份就會不足，女性要以1天2公升、男性則以1天3公升為目標喝水。

Q8 醣類OFF可以只瘦某個部位嗎？

A 如果在醣類OFF飲食外還加上運動就有可能。RIZAP是以醣類OFF減去全身的體脂肪，再藉由肌肉訓練雕塑個人在意的局部。

Q9 醣類OFF的料理都不甜嗎？

A 在醣類OFF飲食中，砂糖和味醂都是NG食材。若想在料理中增添甜味，不含醣類的天然甜味料會是你的強力幫手。本書中介紹的食譜都使用LAKANTO S。

Q10 學生也可以入會嗎？你們有年齡限制嗎？

A 發育期的兒童應該好好攝取營養，不適合醣類OFF式的訓練。RIZAP的入會年齡限制是16歲以上。學生也可以加入。

食材含醣量與蛋白質含量一覽表

品項	份量（1餐份・g）	含醣量（g）	蛋白質（g）	淨重100g的含醣量（g）
肉類				
雞胸肉（去皮）	100	0	22.3	0
雞腿肉（去皮）	100	0	18.8	0
雞絞肉	100	0	20.9	0
雞里肌肉	100	0	24.6	0
豬里肌肉（未去油脂）	100	0.2	19.3	0.2
豬絞肉	100	0	18.6	0
牛肩里肌肉（紅肉）	100	0.2	16.5	0.2
牛絞肉	100	0.5	19.0	0.5
牛腿肉（和牛・紅肉）	100	0.4	20.5	0.4
海鮮類				
黑鮪魚（赤身）	生魚片5片	0.1	13.2	0.1
鱈魚	輪切1片	0.1	17.6	0.1
鯖魚	100	0.3	20.7	0.3
竹筴魚	1條	0.2	31.1	0.1
沙丁魚	1條	0.7	19.8	0.7
鮭魚	輪切1片	0.1	22.5	0.1
明蝦	1條	0	7.6	0
章魚	50	0.1	10.9	0.1
蛤蜊（含殼）	90	0.4	5.4	0.4
蜆（含殼）	10個（30）	1.3	1.7	4.3
鱈魚卵	$\frac{1}{4}$條	0.1	4.2	0.4
辣明太子	$\frac{1}{4}$條	0.5	3.7	3.0

品項	份量（1餐份・g）	含醣量（g）	蛋白質（g）	淨重100g的含醣量（g）
黃豆製品				
水煮黃豆	50	0.5	6.5	0.9
傳統豆腐	100	1.2	6.6	1.2
嫩豆腐	100	1.7	4.9	1.7
油豆腐	50	0.1	5.4	0.2
炸豆皮	30	0.4	5.6	1.4
豆漿（清漿）	200	5.8	7.2	2.9
豆腐渣	40	0.9	2.4	2.3
高野豆腐	1塊（16g）	0.6	7.9	3.9
納豆	1包	2.7	8.3	5.4
蛋				
蛋（水煮）	1個	0.2	7.1	0.3
乳製品				
牛奶	1杯	9.9	6.8	4.8
原味優格	100	4.9	3.6	4.9
乳酪片	1片	0.2	3.9	1.3
莫扎雷拉乳酪	100	0.5	17.5	0.5
罐頭				
鮭魚片（水煮・低鹽）	100	0.1	21.5	0.1
鯖魚（水煮）	95	0.2	19.9	0.2

品項	份量（1餐份・g）	含醣量（g）	蛋白質（g）	淨重100g的含醣量（g）
蔬菜・根莖類				
綠蘆筍	1根（30）	0.8	0.8	2.5
毛豆	20莢（40）	1.8	4.6	4.3
高麗菜	1片（50）	1.7	0.7	3.4
胡蘿蔔	30	2.0	0.2	6.5
洋蔥	1/2個（40）	2.9	0.4	7.2
韭菜	100	1.3	1.7	1.3
秋葵	3根	0.6	0.5	2.4
小黃瓜	1/2根	0.9	0.5	1.9
綠豆芽	40	0.3	0.6	0.8
菠菜	80	0.3	2.1	0.4
白蘿蔔	30	0.7	0.2	2.3
番茄	1個	5.6	1.1	3.7
牛蒡	1/4根（50）	3.8	0.8	7.6
蓮藕	30	4.1	0.4	13.8
西洋南瓜	60	10.3	1.0	17.2
馬鈴薯	30	4.9	0.5	16.3
地瓜	1/2根（150）	53.2	2.1	35.5
芋頭	1個	6.6	0.9	11.0
白菜	葉子1片	1.5	0.9	1.0
小松菜	1株（50）	0.3	0.8	0.6
長蔥	1/3根	2.5	0.3	5.0
綠花椰菜	3小朵	0.4	2.1	0.6
紅甜椒	1/2個	4.2	0.8	5.6
萵苣	1/2片（25）	0.4	0.2	1.7

品項	份量（1餐份・g）	含醣量（g）	蛋白質（g）	淨重100g的含醣量（g）
蕈菇類				
香菇	20	0.3	0.6	1.4
金針菇	20	0.7	0.6	3.3
鴻喜菇	20	0.3	0.5	1.3
杏鮑菇	20	0.6	0.7	3.1
舞菇	20	0	0.6	0
種籽類				
杏仁（炒）	50	5.2	9.6	10.4
核桃	1個	0.2	0.9	4.2
芝麻	1大匙	0.7	1.8	9.6
杏仁奶	100	3.5	3.8	3.5
水果類				
香蕉	1根	19.3	1.0	21.4
蘋果	½個	16.7	0.3	13.1
藍莓	10粒	1.9	0.1	9.6
覆盆子	5粒	0.8	0.2	5.5
海藻類				
海帶芽（生）	20	0.4	0.2	2.0
烤海苔	1整片	0.3	1.2	8.3
羊栖菜	30	3.9	3.2	12.9
其他				
吉利丁粉	1大匙（9）	0	7.9	0
櫻花蝦（乾）	1大匙（3）	0	1.9	0
白菜泡菜	100	5.2	2.8	5.2

王牌健身教練在你家 飲食篇

日本第一健身機構RIZAP幫助增肌減脂的低醣飲食，不管自炊或外食，都能三餐吃飽同時瘦！
（42道人氣低醣食譜首度公開）

作　　者 RIZAP
譯　　者 哲彥
主　　編 蔡曉玲
行銷企畫 許凱鈞
美術設計 Joseph

發行人 王榮文
出版發行 遠流出版事業股份有限公司
地址 臺北市南昌路2段81號6樓
客服電話 02-2392-6899
傳真 02-2392-6658
郵撥 0189456-1
著作權顧問 蕭雄淋律師

2017年7月1日 初版一刷
定價 新台幣300元
（如有缺頁或破損，請寄回更換）
有著作權・侵害必究 Printed in Taiwan
ISBN 978-957-32-8025-5
遠流博識網 http://www.ylib.com
E-mail: ylib@ylib.com

JITAKU DE DEKIRU RIZAP SHOKUJI-HEN by RIZAP
Copyright © RIZAP 2016
All rights reserved.
Original Japanese edition published by FUSOSHA Publishing, Inc., Tokyo.
This Traditional Chinese language edition is published by arrangement with FUSOSHA Publishing,
Inc., Tokyo in care of Tuttle-Mori Agency, Inc., Tokyo through FUTURE VIEW TECHNOLOGY LTD., Taipei.

國家圖書館出版品預行編目(CIP)資料

王牌健身教練在你家. 飲食篇 / RIZAP著；哲彥譯.
-- 初版. -- 臺北市：
遠流, 2017.07　面；　公分.
譯自：自宅でできるライザップ 食事編
ISBN 978-957-32-8025-5(平裝)
1.減重 2.健康飲食
411.94　　　　106009234

RIZAP

nutrition method

只要填寫回函，
並剪下回函寄回遠流出版公司，
就有機會抽中由 RIZAP 台北店
提供的免費體驗課程！（共 10 名）

RIZAP 免費體驗課程

市值 3,000 元

＊以精密的身體組成儀（INBODY）進行測量，為您剖析您的身體組成。

＊諮詢師將深入了解您的運動、飲食及生活習慣，打造專屬您的美體塑身計畫。

＊私人教練以1對1的方式，在完全獨立且隱密的空間進行重量訓練。

＊提供免費的運動服出借及飲用水。

活動辦法：

只要填寫回函，並剪下回函寄回「台北市100南昌路2段81號4樓　遠流出版三部收」，就有機會抽中以上由 RIZAP 台北店 提供的限量贈品。即日起至2017年8月31日前寄回（郵戳為憑），2017年9月10日於「閱讀再進化」粉絲團公布得獎名單！

領獎辦法：

- 參加抽獎視同同意領獎辦法。領獎辦法係滿足國稅局相關規定，獲獎者請體諒並勿與本公司爭執。
- 獲得贈品之獲獎者，需於2017年10月10日前與RIZAP台北店預約體驗時間，逾期未聯繫者視同收棄贈品。
- 本活動贈品不得要求變換現金或是轉換其他贈品，亦不得轉讓贈品給他人。
- 遠流保留調整與變更活動獎項及內容之權利。
- RIZAP台北｜103台北市大同區華陰街79號10樓之1（京站美行館）
  連絡電話｜0800-000-562
  營業時間｜09：00-21：00（全年無休．春節除外）

RIZAP 台北

閱讀再進化

親愛的讀者您好，歡迎填寫《王牌健身教練到你家》抽獎回函，請務必正確填寫，剪下回函寄回遠流出版公司，就有機會參加抽獎。

· **您是從何種方式得到本書消息？**

□遠流博識網 □書店 □報紙 □電視 □網路 □廣播 □其他

· **您是以何種方式購買本書？**

□遠流博識網 □網路書店 □連鎖書店 □傳統書店 □量販店 □其他

· **近三個月內，平均一週運動頻率？**

□不運動 □每週一次 □每週二次 □每週三次 □每週三次以上

· **請問您是否有參加過任何健身訓練課程？**

□是（填寫為哪個機構所舉辦）＿＿＿＿＿＿＿＿＿＿ □否

· **請問該課程是否收費？**

□是（收費金額／堂數）＿＿＿＿＿＿＿＿＿＿ □否

· **您參加過的健身訓練課程類型為？**

□飛輪 □TRX（懸吊訓練） □拳擊 □重量訓練 □其他

· **您購買本書的主要原因是？（可複選）**

□封面吸引人 □主題吸引人 □價格實惠 □品牌號召 □廣告動人

□他人推薦 □其他

姓名：＿＿＿＿＿＿＿＿＿＿（請務必確實填寫您的中文姓名）

性別：□男 □女

生日：＿＿＿年＿＿月＿＿日

電話：＿＿＿＿＿＿＿＿＿＿（電話與手機為必填欄位，可擇一填寫）

手機：＿＿＿＿＿＿＿＿＿＿

地址：＿＿＿＿＿＿＿＿＿＿＿＿＿＿＿＿＿＿＿＿

（請填寫您的得獎人地址）

學歷：□高中以下 □高中／高職 □專科／大學 □碩士 □博士

職業：□資訊業 □製造業 □金融業 □廣告業 □服務業 □公務人員 □教師

□軍人 □學生 □已退休 □待業中 □其他

· **您是否願意收到RIZAP最新產品訊息及優惠活動？**

□是，可mail＿＿＿＿＿＿＿＿＿＿＿＿＿＿ □否